健康长寿

[英] 科林·罗斯（Colin Rose）著

延缓衰老的科学与行动

李华民 译

全国百佳图书出版单位

中国中医药出版社

·北京·

U0334863

图书在版编目（CIP）数据

健康长寿：延缓衰老的科学与行动 /（英）科林·罗斯著；李华民译 . —北京：中国中医药出版社，2022.8

书名原文：DELAY AGEING HEALTHY TO 100

ISBN 978-7-5132-7399-2

Ⅰ . ①健… Ⅱ . ①科… ②李… Ⅲ . ①长寿—保健—研究 Ⅳ . ① R161.7

中国版本图书馆 CIP 数据核字（2022）第 022485 号

中国中医药出版社出版

北京经济技术开发区科创十三街 31 号院二区 8 号楼

邮政编码　100176

传真　010-64405721

河北品睿印刷有限公司印刷

各地新华书店经销

开本 880×1230　1/32　印张 10　插页 0.25　字数 227 千字

2022 年 8 月第 1 版　2022 年 8 月第 1 次印刷

书号　ISBN 978 – 7 – 5132 – 7399 – 2

定价　59.80 元

网址　www.cptcm.com

服 务 热 线　010-64405510

购 书 热 线　010-89535836

维 权 打 假　010-64405753

微信服务号　zgzyycbs

微商城网址　https://kdt.im/LIdUGr

官 方 微 博　http://e.weibo.com/cptcm

天猫旗舰店网址　https://zgzyycbs.tmall.com

如有印装质量问题请与本社出版部联系（010-64405510）

版权专有　侵权必究

关于作者

科林·罗斯（Colin Rose）先生于 1961 年毕业于伦敦经济学院。

他是英国皇家艺术学会的会员，也是英国皇家医学会的资深会员。35 年来，他在健康、营养、科学和学习方法方面著书立说，并编辑了保罗·克莱顿（Paul Clayton）博士的畅销书《健康防护》（*Health Defence*）。

科林也是国际教育顾问。他的著作《快速学习》（*Accelerated Learning*）和《学习地图：21 世纪加速学习革命》（*Accelerated Learning for the 21st Century*）被翻译成 12 种语言出版。他还是"教育科学（EduScience）"项目的主要参与者，该项目由欧盟资助，旨在加强欧洲学校的科学教育。

他是英国学习运动（UK's Campaign for Learning）的创始成员，该运动旨在推动政府与企业之间在教育方面的合作。

　　科林于1984年创立了快速学习系统公司（Accelerated Learning Systems），并于1986年创立了Uni-Vite保健品公司（Uni-Vite Healthcare）。本书是他的第10本著作。（译者注：其中3本，《学习地图：21世纪加速学习革命》《走遍伦敦》和《快速学习新概念》中文版已经在中国大陆出版，受到广泛好评。）

　　他说："尽管我不是生物学家、遗传学家、医生或者老年病专家，但是，我确信自己知道如何解释他们的科学研究成果，并使之为普通大众所理解。

　　"多年前，我根据有关大脑、学习和记忆的最新研究，开发了快速学习系统，并编写了《快速学习》一书。

　　"因此可以说，本书融合了我的两个研究方向——教育和健康。其目的是对于很少有人能够阅读原文的重要研究成果，我使得它们既可理解又可操作。

　　"让读者来判断我是否成功吧！"

写给中国读者

亲爱的中国读者：

　　采取行动延缓衰老不是天方夜谭，而是保持健康的关键，因为延缓衰老可以推迟那些通常随着年龄增长而产生的疾病。

　　虽然我已经从事健康研究 30 多年，而且还是英国皇家医学会的资深会员，但是，我最值得称道的资历是：我今年已经 81 岁，身体健康，无病无恙，从不吃药。因为喜欢，我还在工作。然而，90% 像我这个年纪的人健康状况都在下降，每天至少服用一种药，这是很不幸的。

　　我知道，他们不是必须要到这步境地的。于是，我总结了世界上 50 多所大学和政府的衰老研究机构的最新研究资料，分析了他们的研究成果，并开发出能保持精力充沛和健康的行动计划。阅读本书，祝你能够活到 90 岁甚至 100 岁。

　　人们总是不能严肃地对待自己的健康问题，直到病来了才着急起来，但常常为时已晚。好消息是，采取措施保持健康并不非常复杂。

我要告诉中国读者，这不是一本关于西方饮食的书，它与厨房菜谱毫无关系。但是，本书也确实揭示了人类饮食行为背后的长寿秘密。例如，我在书中提到，日本的冲绳岛是世界上 7 个长寿地区之一。当地居民的长寿秘诀之一是"腹八分"（Hara Hachi Bu），意思是：吃到八分饱就停下来。本书译者李华民先生告诉我，这个说法其实来自中国谚语"吃饭八分饱"，也就是说，"吃饭八分饱"是中国人的长寿智慧。我曾经两次到中国参加我以往著作中文版发行的签售活动，其间我品尝到了中国的美食。我发现，面对中国美食，只吃八分饱绝非易事。

感谢中国中医药出版社和编辑黄春雁先生，他们的努力使得本书能与中国读者见面。

我们举起酒杯时会说："干杯，祝您健康！"各国文化都是如此。

而我要举起这本书，说："读这本书吧，祝您健康！"

Colin Rose（科林·罗斯）

2021 年夏于英国艾尔斯伯里

译者的话

2019 年 7 月，著名学术刊物《自然》（Nature）发表了一篇评论文章，列举了 30 年来人类衰老研究领域取得的几个里程碑式的成果，并总结说："我们正在进入一个令人兴奋的衰老研究时代，这个时代为延长人类健康寿命带来了前所未有的希望——根据新的科学发现，可以预防、延缓，或在某些情况下逆转许多衰老症状。"

今年春天，中国营养学会发布了《中国居民饮食指南科学研究报告（2021）》，其中强调了饮食模式和运动对于健康长寿的重要性，提出要"以慢性疾病防御为目标，全方位引导健康生活方式"。

由于经济的发展和科技的进步，世界上老年人口的比例逐步增加，不少国家进入了老龄化时代。随着年龄增长而出现的疾病不仅给老年人带来身心痛苦，也给个人、家庭和社会带来沉重的经济负担。已经或者正在步入老年的人们都在思考如何做到健康地衰老，即到了晚年不得病或少得病，健健康康地走完自己的一生。

于是，需要有人将世界上最新的有关延缓衰老的研究成果从浩如烟海的科技文献中整理出来，加以梳理编辑，用明白易懂的语言呈现给每一个对自己晚年健康关心的人。

英国皇家医学会资深会员科林·罗斯（Colin Rose）承担了这个任务，摆在您面前的这本《健康长寿：延缓衰老的科学与行动》就是他整理和研究的成果。

本书可谓是一部关于衰老原因和相应对策的荟萃研究报告。自去年10月出版以来，在亚马逊网站得到了大量五星级好评：

"罗斯先生将有关饮食和营养的研究收集起来，写进易于理解和操作的书中。他的解释方式让我们很容易理解为什么会随着年龄的增长而生病，以及如何避免长期患病。"

"对于那些没有受过相关科学教育的读者，科学道理难以理解，而科林做到了用通俗易懂的语言来解释科学研究的成果。"

科林是我20多年的老朋友，他之前的著作中有两本是由我翻译在国内出版的。本书在英国发行前夕，他将英文电子文本传给了我。我通读一遍，感觉本书有三个特点：首先，书中所有的观点都有充分的科学依据，列有详细出处的参考文献就有300多条，而且都是世界上衰老研究前沿专家们最近几年的研究成果。其次，科林能够将专业的医学研究成果用平实的科普语言叙述出来，使普通读者能够了解深奥医学文献中的大致内容。最后，科林以科学研究成果为基础，提出了有针对性的饮食和运动方案，简单易行。

虽然人们在日常生活中已经获得了大量的有关如何饮食和运动的知识，但是，本书告诉你为什么要这样做，如何才能做得更好。

在本书翻译过程中,我一直与科林先生保持联系,随时解决翻译中遇到的问题。为方便读者检索,书后参考文献均建议沿用原书。翻译初稿完成之后,承蒙旅居美国的好友崔靖先生通读一遍并提出宝贵修改意见。特别要感谢的是山东中医药大学朱丽颖博士,她从医学专业的角度认真修改了译稿,使得呈现在您面前的这本书更加严谨。

李华民

2021 年冬于北京

推荐语

中西两种医学的服务对象都是人，但看病的角度不一样，各自有独特的优势。现在是高科技的时代，引入其他学科的知识，了解国外关于健康长寿的最新研究进展，无论是对提升个人保健水平，或是开发中医药的无限潜力，作用都是巨大的。

中华中医药学会治未病专业委员会主任委员

湖南中医药大学教授、博士生导师　何清湖

湖南医药学院院长

"食养"与"药食同源"是中医药学的原创优势之一，赋予了饮食调养、寓医于食、延年益寿的道理，存在于生活的点点滴滴，只是"百姓日用而不知"。

引进版图书《健康长寿：延缓衰老的科学与行动》汇集了国外衰老研究的科学成果，是一部关于人类衰老原因和相应对策的通俗研究报告，从现代科学角度阐释了衰老的原因和延缓衰老的计划，揭示了饮食行为背后的长寿秘密，也丰富了"食养"与"药食同源"的内容。

希望读者从中获益，作为"健康的第一责任人"，采取科学行动，在日常生活中收获健康长寿。

中国中医科学院首席研究员

中国中医药出版社有限公司董事长、总经理　宋春生

序　言

　　纵观古今中外，长寿养生一直是热门话题。本书以大量的科学研究论文（附参考文献）为依据，从现代科学的角度揭示了人体衰老的奥秘，并提出可能的延缓衰老的科学方法，以期在延长寿命的同时提高生存质量。和其他养生书籍不同的是，本书的许多论点都采用已经发表的科研成果作为论据，科学性更强。而且作者用易于大众理解的科普语言阐述了我们可以通过营养和生活方式的选择，来改善自己健康状态的观点。

　　在本书的第一部分，作者详细介绍了衰老的原因，包括 DNA 损伤与修复、表观遗传学、端粒的缩短、微生态环境的改变、免疫系统的损伤等，并提出了相应的应对计划。在本书的第二部分，作者提出了一系列延缓衰老的综合计划，包括保持愉悦的心情、坚持锻炼、合理的饮食结构以及减少热量摄入等。在本书的第三部分，作者对一些健康的热门话题进行了讨论，包括如何预防老年痴呆、气候危机、为什么饮食营养建议一直在变等。

　　尽管这本书是以现代科学为依据的养生读物，但是我们也应该清醒地认识到，现代科学是在不断发展的，关于健康长寿的观点也不是一成不变的，而且作者在选择科研论文作为论据的时候，可能也是存在一定的主观上的选择偏倚。"尽信书不如无书"，所以我们应该用辩证唯物主义的思维来阅读这本书。

　　总之，这本书为如何健康长寿做了一次很好的科学总结，值得一读。

李鹏 @ 儿科医生李博士

（首都医科大学附属北京朝阳医院）

2022 年 5 月

目　录

我们为什么要延缓衰老

人类能不能做到衰老而不生病？

大多数人都接受"衰老意味着受疾病折磨"的观点——精力衰退，遭受心血管疾病、脑部疾病、癌症、关节疼痛，身体越来越衰弱。他们经常会耸耸肩说："这就是生活。"

然而，你可能会很高兴地得知：上面大多数人的想法是错误的。

过去十年中，像哈佛大学医学院、剑桥大学、牛津大学、伦敦大学学院和加州大学伯克利分校这些院校的研究人员都得出了另外的结论。

伦敦大学学院健康衰老研究所所长琳达·帕特里奇（Linda Partridge）教授对他们的研究成果进行了最好的概括：

"衰老是一个可塑的过程。"

也就是说，你可以直接影响自己衰老的速度。

伦敦大学学院衰老生物学教授、健康衰老研究所副所长大卫·吉姆斯（David Gems）同样认为：

"如果人类的衰老能够延缓，大多数与衰老有关的疾病都会减少，这些疾病包括癌症、阿尔茨海默病等痴呆症、心血管疾病、2型糖尿病、失明和骨质疏松等。"

欢迎和我一起参加这次生物学探索之旅，揭秘健康衰老的最新科学成果。你不需要有高深的学问，只需要为遇到的惊奇做好准备，因为这里所说的不仅仅是多吃绿色蔬菜和多做运动等简单的道理。

你在这里学到的东西将改变你和／或你亲友的健康状况。你会发现，硅谷的亿万富翁们投入巨资在研究什么东西。当然，他们正在开发潜在的新药、可穿戴健康监护仪，或者诸如基因编辑或干细胞移植等高科技。因为他们知道，如果衰老可以延缓，我们就可以延缓与衰老有关疾病的发作，他们产品的市场将非常大。

相比之下，我们探索的每一个延缓衰老的对策都有你马上就可以开始实施的自然的解决方案。无论你年纪有多大。不管你是 50 多岁、60 多岁、70 多岁甚至 80 多岁，都会发现你可以做出的改变，这些变化将带你走向更健康和更长寿的生活。

任何时候开始改变都不算太迟。

延续健康，而不仅仅是延续生命

今后的几年对于你个人生活质量的潜在影响是变革性的。而且，延长健康的寿命也会带来巨大的经济收益。

理查德·法拉格（Richard Faragher）是英国布莱顿大学老年生物学教授，也是英国衰老研究协会主席。他在最近的一段视频中指出：超过半数的 65 岁以上的人最终将花费 20000 英镑以上用于社会护理，其中 10% 的人花费会超过 100000 英镑。而这些钱他们本来是希望留给自己的孩子们的。

社会上为延缓衰老而花费的资金达到数万亿英镑——据估算，英国和美国的国家医保预算中有 40% 用于对付所出现的年龄相关性疾病。

我们的目标不是去寻找能够活到 150 岁的想象中的"长生不老的灵丹妙药"，那对于地球将是毁灭性的；而是要去延长可以与家人过上健康、幸福和美满生活的时间——尽管这也可能同样延长我们的生命。

除非生活充满乐趣，否则长寿没有意义。

我们的另一个目标是对社会作出富有成效的贡献。确实，一大批身体健康的老年人仍然在工作。例如，做慈善事业，在经济上有所贡献，参与到改善当地环境的项目中等，都可以极大地造福于社会。

我们必须健康地走向衰老。如果我们不能在今后的几年改善人们的健康状况，医疗费用的社会成本将会成为越来越少的全职工作的年轻人无法承受的负担。

这是因为，我们当前的医疗保健模式存在缺陷：这个模式侧重于治疗而不是预防。他们在等待疾病的出现，然后用"灵丹妙药"进行消灭。事实上比这还要糟糕。大多数的情况下，病人没有被治愈，而是带着疾病继续生活，也不是死于疾病。

幸运的是，我们现在知道如何将组织和器官的功能恢复到年轻的状态，知道如何区分生物学上的衰老和年龄增长的衰老，知道如何延长"健康期"而不仅仅是寿命期。

科学家们的测量方法是"质量调整生命年"（译者注：quality adjusted life years，QALYs，对期望寿命的一种调整方法，用于评价和比较健康干预的效果。）希望在你的寿命中更多地享受生活，而不仅仅是活下去。

在科学的前沿

世界上有 100 多个大学和国家级别的衰老研究中心，附录一列出了这些机构和科学家的名单。

这些研究人员普遍认为，通常有 9 个"衰老标志"。这个观点最初发表在 2013 年《细胞》（*Cell*）杂志上。这篇以后被多次引用的论文由卡洛斯·洛佩兹·奥丁（Carlos López-Otín）和琳达·帕特里奇（Linda Partridge）等人撰写[1]。

这些标志是我们所有人共同的生物过程。这些隐蔽的衰老因素如果不被清除，将不可避免地导致与衰老相关的疾病。

我阅读了数百份研究报告，并且与健康专家们进行了讨论。科学的结论是明确的：这些衰老的标记或标志中的每一个都可以变慢、减缓，在某些情况下，甚至可以停止或者逆转。真的有研究人员发现，他测试的对象确实出现了衰老的逆转。

其结果是，增加了健康生活的时间。

9 个衰老标志如下：

1. DNA 损伤的积累

DNA 损伤的积累会导致基因不稳定、基因突变和细胞功能丧失。基因损伤是衰老和癌症的至关重要的因素，并且与阿尔茨海默病、心脏病紧密相关。但是，细胞的修复水平是有可能被提高的。

2. 细胞的衰老

当细胞衰老，无法发挥正常作用的时候，通常会有新的健康细胞代替它。但是，随着年龄的增长，有些细胞产生了退化，但不会完全死亡。

这些衰老的细胞像"僵尸"一样徘徊，释放出能够导致炎症的毒素。炎症会促使衰老，是导致动脉粥样硬化、心脏病、糖尿病、痴呆症和关节炎的关键因素，并且为癌症细胞扩散创造了条件。好消息是，研究人员已经发现了清除"僵尸细胞"的方法。

3. 线粒体功能失调

线粒体是几乎每一个细胞中的"发电厂"。线粒体功能失调会导致能量丧失、肌肉无力、疲劳和认知问题。然而，有些特定的食物和营养素可以促进线粒体的修复。

4. 有益基因被关闭，有害基因被激活

人们的基因是固定的，但是它们的表达方式（激活或者关闭）是可以有效控制的。科学家们称之为"表观遗传改变"（epigenetic change）。我们将看到，某些食品和生活方式能够激活有助于健康的基因，关闭导致疾病的基因。

5. 干细胞耗尽

根据需要，干细胞可以发展成为不同的细胞类型，从脑细胞到肌肉细胞。但是，成人身体内的干细胞有限，并且随着年龄增长而减少。然而，人们可以减缓干细胞的消耗速度。

6. 细胞无法正常沟通

细胞需要互相"交谈"并感知彼此的边界，否则，疾病，特别是癌症就会出现。幸运的是，有一些特定的营养素可以改善细胞之间的沟通。

7. 端粒变短

端粒（telomeres）位于染色体的末端，是微小的 DNA 的"帽子"，它们也可以被比喻为像鞋带端部的"帽子"。当细胞分裂的时候，这些"帽子"，也就是端粒，就会变短。如果这些端粒缩短太多，或者受到损害，细胞就会死亡或者衰老。

你将看到，特定的食物和营养素可以协助维持端粒的长度和健康。

8. 身体无法正确感知营养的摄入

这不仅导致人体的超重，还会导致对于诸如胰岛素等关键激素的反应迟钝，从而导致糖尿病和其他很多疾病，身体脂肪与肌肉的比值也会增加。当然，细胞对于营养不良或者营养过剩的感知能力是可以大大改变的。这不仅仅对衰老，对于保持健康的体重都是很重要的。

9. 蛋白质积累的错误

我们都认为蛋白质只是我们食物的一部分。事实上，我们制造了成千上万种蛋白质，这些蛋白质在细胞中完成了大量工作。它们传递信号，把氧气送到身体的各个部位，创建胶原蛋白等结构，创建免疫抗体，并且读取在 DNA 中储存的遗传代码。

但是，蛋白质一旦变形，它们就不能正常工作。它导致器官失常、骨质变弱和免疫功能下降。我们要找出来降低蛋白质错误水平的方法，否则，蛋白质的错误就会随着时间的推移而增加。

在如上 9 个衰老的指标标志的基础上，我再加上一个，也就是第 10 个。很多研究人员也正在这一点上进行研究：

10. 微生物组变得不平衡

微生物组是生活在肠道中的微生物的集合。当好细菌和坏细菌比例失调时，导致食物的新陈代谢变差，免疫系统变弱，从而出现很多健康问题。

最新研究还表明，由于肠道与大脑是直接相关的，在微生物组合失调的时候，人们的情绪和大脑的功能会直接受到不利影响。

因此，可以在饮食中增加更多的发酵食品和膳食纤维，采用地中海式饮食，时而添加点儿益生菌，从而改善肠道健康。

很多大学和制药公司在努力开发药物，以制止、预防或者延缓上述 10 个衰老的原因。药物对于研究人员的吸引力在于，它们都是"灵丹妙药"：研究发现了问题所在，药物击中了特定目标。制药企业通常利润丰厚，研究费用也得到了回报。

但是，药物通常都有副作用。所以，我们要回答一个更令人兴奋的问题：

"我们能不能不使用药物，而是采用食物和营养素，加之一些生活方式的改变，同时改善所有的衰老指标？"

　　我在本书中提供了一份指南，如何每天活动 30 分钟就能保持身体健康，还提供了一种减轻压力的方法，因为心理健康和生理健康对于延缓衰老都是至关重要的。

　　本书中还有一章，讲述如何预防阿尔茨海默病的侵害。因为有很多措施可以采取，以降低这种令人担心的疾病的风险。

万物皆有联系

　　你会发现，在我们揭示的最新的科研成果（很多是 2020 年才发表的）中，这些衰老的标志及解决方案都是互相联系的。由于衰老的原因千差万别，应对这些问题的方法也必须多种多样。

　　正如一位著名的研究人员所说的，是否确实有一个单一的主要基因组合在幕后控制着所有的衰老进程？一个被称为 SIRT 基因的基因组合？

　　虽然我们将要探讨 SIRT 基因，但是大多数研究人员相信，衰老的过程远比一个可以被操纵的单一基因组合复杂得多。这是 2019 年发表在著名的科学杂志《自然》（*Nature*）上的一篇重要论文的结论[2]。

稍安勿躁读下去

　　当你在阅读本书中谈到的延缓衰老的各种方法的时候，你会一遍又一遍地读到相同的食物、营养素及解决方案。你要尽可能列出一份临时清单，并且一直读完第十七章。在那里，我们将总结出一份延缓衰老的简单易行的计划。

人的身体简直太神奇了

　　在开始我们的探讨之前，先停下来，用片刻时间看看你的身体是多么的不可思议。

　　注视右图中的那个小圆点。圆点太小，你几乎看不到。所以我加了一个箭头让你看清楚。但是，它也比人类身体中最大的细胞——卵子还要大一些。其他细胞更加微小，人类的眼睛是看不到的。

　　下面是放大了几百倍的人类细胞的示意图。

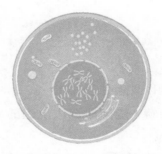

　　上图那非常微小的圆点包裹着细胞膜，上面有与其他细胞沟通的传感器；它里面还有线粒体，用于产生能量；还有核糖体，每天产生成千上万的蛋白质来维持人体的正常工作。

　　更加令人难以置信的是：几乎在细胞的正中间，你可以看到一个圆形的核。核中排列着你的染色体（小小的 X 形），而在这些染色体上面的，就是你的 DNA。

　　如果将一个细胞中的 DNA 排列起来，其平均长度可达到 2 米！

这些微小细胞的外部和内部都是受体。它们持续地感知并解读血液中的化学物质，例如激素、维生素、矿物质、毒素和药物，然后触发适当的反应。每个传感器每天要执行数百万次。

它们的体积几乎是难以想象地微小，但是，它们在我们每个人的细胞中的日常活动水平却是难以想象的巨大。

每个人体内有大约 37 万亿个细胞，37 万亿个啊！这些细胞构成组织，组织构成器官。因此，你的健康和衰老的水平最终是由细胞的状态控制的。

每天约有 500 亿个细胞死亡并被替换。新生细胞只有得到最好的营养才能更好地工作，才能不去建造过早衰老的组织。这是我们要关注的重点所在。

我们的目标是健康地延缓衰老

如下三段引言可以概括我们的目标：

首先是阿尔伯特·爱因斯坦医学院的尼尔·巴兹莱（Nir Barzilai）博士，他说：

"死亡是不可避免的，但衰老并不是必然的。"

也就是说，随着时间而老去是不可避免的。但是，我们不必遭受被普遍接受的生物学的后果。

第二段引言来自衰老研究专家，位于圣安东尼奥的得克萨斯农工大学生物学家科尼娜·罗斯（Corinna Ross）博士：

"我对于寻找能够活到 150 岁的途径不感兴趣，因为那将对于我们居住的地球带来很大的麻烦。

"但是，如果我们可以让人们摆脱养老院的护理，减少阿尔茨海默病和帕金森病患者的数量，那将是很理想的。"

　　第三段引言来自加州诺瓦托市巴克衰老研究所前所长布莱恩·肯尼迪（Brian Kennedy）博士：

　　"我们更擅长让人们生活在各种衰老引起的疾病中，却很少让他们完全恢复健康……

　　"我认为，如果我们能够从一开始就防止他们生病，那将对个人的生活质量带来很大的改善，对他们经济上的影响也会得到改善。"

　　预防远远重于治疗。

　　不幸的是，防重于治不是我们目前医疗系统的模式。尽管医生、医院和制药公司希望你能够康复，但目前的模式是：大多数情况下，他们只有在你患病时才能得到报酬。

是时候做出改变了

　　我们的目标可以用下面两个可视化的图形表示。如果没有干预，人们平均的生命阶段如下：

出生

健康阶段　　　　　　　　　健康受损　　患病

没有干预的生命模式

　　本书所介绍的数百项研究结果的证明，生命阶段实际上可以做到如下改变：

出生

健康阶段　　　　　　　　　　健康受损 患病

生命模式可以变成这样

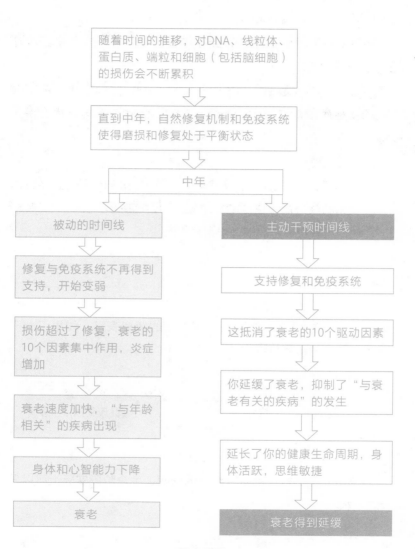

随着时间的推移，对DNA、线粒体、蛋白质、端粒和细胞（包括脑细胞）的损伤会不断累积

直到中年，自然修复机制和免疫系统使得磨损和修复处于平衡状态

中年

被动的时间线

修复与免疫系统不再得到支持，开始变弱

损伤超过了修复，衰老的10个因素集中作用，炎症增加

衰老速度加快，"与年龄相关"的疾病出现

身体和心智能力下降

衰老

主动干预时间线

支持修复和免疫系统

这抵消了衰老的10个驱动因素

你延缓了衰老，抑制了"与衰老有关的疾病"的发生

延长了你的健康生命周期，身体活跃，思维敏捷

衰老得到延缓

要点略图

第一部分

衰老的原因

　　将前述 10 个衰老的标志，或叫作驱动因素，用下图来表示。这些都是我们要解决的问题。

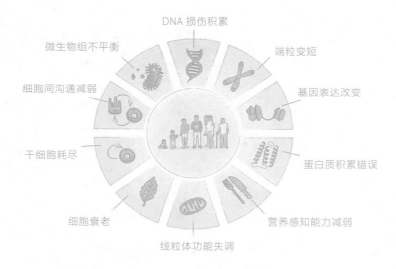

　　我们将在本部分逐个讨论。

第一章　来自僵尸细胞的诅咒

　　生物技术公司的投资人正在把数十亿美元投入到一类新药物的研发中。这些药物有助于延长人们保持健康的年限，改善人们晚年的生活质量。

　　理查德·米勒（Richard Miller）博士是密歇根大学资深的老年病学专家。他在《新科学家》（*New Scientist*）杂志上发表的文章《生活在年轻时代》（*The Age of Living Younger*）中声称：

　　"我们已经证明，你可以使用药物延缓衰老过程。"

　　他说的是对的。但是，制药巨头昂贵的药物不是唯一的，甚至不是最好的选择。因为你还可以通过营养、食物和运动获得几乎相同的效果。

有毒的"僵尸"细胞需要清除掉

　　人体内数万亿个细胞在一直不断地运动着，他们不断复制并最终死亡，死亡的细胞每天有大约 500 亿个。

　　正常细胞的死亡是通过所谓凋亡的过程发生的。那些死亡的细胞通常会通过所谓自噬的重要过程被免疫系统清除。

成功的自噬对健康是非常重要的。在自噬（autophagy）这个词中，auto 意为"自我"，phagy 意为"吃掉"。我们在以后的章节中将专门谈到这个话题。

然而，有时无法清除掉死去的细胞或它的碎屑，它们被称为衰老细胞。衰老细胞遭受了不可逆转的损害，却没有从人体内清除掉。衰老细胞的数量随着时间而增加，造成了免疫系统受损。

科学家们有时会将衰老细胞称为"垃圾细胞"或者"僵尸细胞"。巴克衰老研究所的朱迪斯·坎皮西（Judith Campisi）最近的一项研究表明，这些衰老细胞会分泌出破坏性的化学混合物，毒害周围的组织，导致慢性（长期）炎症。这些炎症是衰老、心脏病、关节炎和癌症的主要驱动因素。

炎症

你可能熟悉急性（短期）炎症。在被划伤或被蚊虫叮咬后，免疫系统会聚集其兵力，大量白细胞会涌向此处。其症状就是红肿，表明白细胞已经就位并开始工作。

这种类型的炎症是修复过程必不可少的、健康的一面。不久之后，炎症消失，因为免疫细胞已经完成了它们的工作。

慢性炎症就不同。细胞和组织的内部损伤在一开始也会引起相同的免疫应答。但是，免疫应答并不会完全停止，而是维持在一个很低的水平。因此，炎症持续存在，而且变成慢性的了。

我们知道，这种慢性（长期）炎症是导致几乎所有年龄相关性疾病的潜在原因，包括心血管疾病、糖尿病、癌症、抑郁症、阿尔茨海默病，以及可见和不可见的衰老现象。

牛津大学生物化学家里昂·考科斯（Lynne Cox）总结衰老细胞－炎症关联所带来的威胁时说道：

"衰老细胞对人体非常有害——它们会破坏其周围的组织。"

即便未被清除的衰老细胞数量很少，它们也会引发问题，就像一颗烂草莓会使一篮子草莓变质一样。请记住这个比喻，当我们揭开这项最新的研究时，它会具有特别的意义。

衰老细胞的巨大成本

衰老细胞毒害了周围的组织，从而导致慢性炎症，炎症又导致了多种老年疾病，这一破坏过程是导致衰老的关键因素。其结果是，普通人会在生命的最后 12 ~ 18 年伴随某种健康问题，并且越来越多地依靠药物治疗。

这些不仅给个人带来痛苦，还给社会带来巨大负担。在美国，大约 70% 的医保费用花在不可逆转的渐进性老年疾病上。英国的情况也类似，其每年花费在每个男人、女人和儿童身上的医疗保健费用为 2892 英镑，其中很大一部分花费在老年人身上。

因此，一种能够清理衰老细胞并有助于延长健康生命期限的药物确实可以为社会节省上万亿美元医疗保障费。

清理衰老细胞是一条通往更健康更长久生命的重要途径。有个老年病专家说的可能太直率了：

"我们不是要把老人塞满养老院，而是要使他们过上积极健康的生活，以此充分享受养老金。"

现在你就知道生物技术的投资者为什么如此兴奋了。但是，我们的兴趣在于不使用医药巨头们昂贵的专利药物，也达到同样目的。

如何清除衰老的"僵尸细胞"

如果将衰老细胞从年老的小鼠中取出，移植到年轻的小鼠体内，年轻的小鼠就会过早衰老，体力和认知能力也会过早下降，并且出现了年龄相关性疾病，如动脉粥样硬化和痴呆。

反之亦然。2011 年，梅奥诊所（Mayo Clinic）的研究人员使用一种药物清理老年小鼠的衰老细胞。结果是，它显然延长了它们不得病的时间，并且使其机能像年轻小鼠一样[3]。

正如约翰·霍普金斯大学研究人员所指出的：清除衰老细胞会"快速启动组织的自然修复机制"。

2016 年到 2018 年间的其他研究，包括英国纽卡斯尔大学的研究表明，通过清除衰老细胞可以阻止甚至逆转一系列疾病，从单纯的身体虚弱到心脏病、骨质疏松、痴呆和骨关节炎[4]。

正如一位首席研究员所说，我们现在知道了：

"一个单一的潜在因素导致了多种衰老疾病。"

这是在探索如何延长健康生命期限方面的突破。

詹姆斯·皮克特（James Pickett）是阿尔茨海默病研究会的负责人，但没有参加梅奥诊所的研究[5]。他在评论清除衰老细胞有助于防止认知下降和痴呆这一发现时说：

"15 年来还没有发现新的治疗痴呆的药物，看到这项很有前途的研究成果非常兴奋。"

衰老细胞裂解剂的重要性

那么，如何清除衰老细胞呢？答案是使用衰老细胞裂解剂（senolytics），其定义是寻找、破坏和清除衰老细胞的分子。

有些药物似乎可以做到这一点，例如抗癌药达沙替尼（dasatinib）和 Bcl-2 抑制剂 navitoclax。治疗糖尿病的药物二甲双胍可能也有这个作用。但是，如果不与黄酮类化合物结合使用，其自身不可能很好地发挥作用。

黄酮类化合物是一类存在于蔬菜和水果中的营养素。与蔬菜和水果所提供的维生素和矿物质一样，对健康至关重要。它们包括植物中的色素，如叶黄素、番茄红素、β–胡萝卜素等。很多黄酮类化合物也具有抗癌特性和抗衰老的作用。

非瑟酮：一种强大的抗衰老黄酮类化合物

最强大的具有衰老细胞裂解活性的黄酮类化合物称为非瑟酮（fisetin），似乎还是鲜为人知的色素。它们是在草莓中发现的，其含量比仅次于它的苹果高 6 倍。明尼苏达大学衰老与代谢生物研究所首席研究员对《新闻周刊》说：

"我们正在寻找能够杀死这些受损的衰老细胞的药物。这些衰老细胞对我们的身体有毒害，并且随着年龄的增长而积累起来。已有研究表明，非瑟酮是一种天然物质，可以选择性地有效杀死这些衰老细胞。[6]"

你可能注意到，她并没有建议你多吃草莓，这也不奇怪。大多数研究人员本能的反应就是将天然产品制成药物，因为这样可以获得专利，并且有利可图。

亚精胺

作为一名健康作家，我每年要阅读数百份科学文献。但是，我最近才读到像这篇公布"最新的、令人振奋"的研究数据的文章。它登载在一份杂志上，杂志的名称倒不是那么令人振奋：《生物化学学会学报》（*Biochemical Society Transactions*）。

这篇 2019 年的论文《亚精胺：在人体中起抗衰老维生素作用的生理自噬诱导剂？》（*Spermidine: a physiological autophagy inducer acting as an anti-ageing vitamin in humans?*）综述了对被称为亚精胺（spermidine）的天然有机化合物的最新研究[7]。

按照含量的从高到低，研究者在小麦胚芽、大豆、蘑菇（尤其是香菇）、蓝纹奶酪、陈年切达奶酪、豌豆、一些坚果及一些发酵食品（包括德国酸菜和味噌）中发现了亚精胺。该化合物最早是在精液中发现的，因此有了这个不光彩的名字（译者注：亚精胺 spermidine 中的 sperm 意为精液、精子）。

事实上，根据最初发表在《自然医学》（*Natural Medicine*）的一篇研究论文，亚精胺是一种新的长寿、延续健康生命年限的明星分子。其第一作者托比亚斯·艾森伯格（Tobias Eisenberg）指出：

"口服补充亚精胺这种天然多胺可以延长小鼠的生命并发挥保护心脏的作用。[8]"

人类食品消费研究证实：亚精胺摄入量低与心脏病和中风的高风险相关。随着亚精胺平均摄入量的增加，这个风险就会降低。

发表在《老年病学》（*Gerontology*）上的其他研究表明，其长寿效应的原因是，亚精胺既促进了健康的自噬，又起到了衰老细胞裂解剂的作用[9]。

亚精胺也可以在肠道微生物组内自然产生。尽管人体——男性和女性——会产生亚精胺，但是量会随着年龄的增长而下降。因此，一些衰老研究人员认为，补充益生菌有助于提高多胺，如亚精胺的水平。最有希望能促使多胺产生的益生菌的似乎是乳双歧杆菌[10]。

运动也是一种衰老细胞裂解法

2016 年《糖尿病》（*Diabetes*）杂志上的一篇报告指出，运动有助于减少衰老细胞的数量[11]。

我们将在第十四章详细介绍每天 37 分钟的锻炼计划，这将有助于减少衰老细胞。

维生素 B_3（烟酰胺）：另一种已经被证实的衰老细胞裂解剂

烟酰胺是维生素 B_3 的形式，它与烟酸不同，不会引起面部潮红。烟酰胺也已经被证明是一种衰老细胞裂解剂，有助于清除衰老细胞。

市场上已经有联合了白藜芦醇、槲皮素（在洋葱和苹果中发现的黄酮类化合物）和烟酰胺的营养补充剂，作为一种建议的衰老细胞裂解剂组合。但是，他们有些操之过急。部分原因是，关于将白藜芦醇和槲皮素作为衰老细胞裂解剂的研究还没有定论。更重要的是，衰老细胞裂解剂并不是抗衰老的全部内容。

全方位的细胞"春季大扫除"

为了制订一个全面计划以清除衰老细胞，并延长健康寿命，我们必须引入哺乳动物雷帕霉素靶蛋白（mammalian target of rapamycin，mTOR）抑制剂的概念。是的，这个词很绕口，但是跟我一起来探索吧。

mTOR 通路

mTOR 通路是细胞内的一条通道，可以调节该细胞的生命周期——其生长、修复和自然死亡。虽然科学原理相当复杂，但是关键如下。

mTOR 可以感知营养的摄入。当它感知到营养充足的时候，细胞就会复制。

当它被抑制的时候，就停止复制，细胞进入修复模式。

当它被过度刺激的时候，就促使细胞过度生长，甚至发展成肿瘤。

这是一个很平衡的周期。有时，你希望抑制或下调 mTOR，以保证细胞修复机制能够正常运作。

抑制 mTOR 的一种方法就是限制热量摄入，我们知道这样会改善细胞修复，增加有机体的寿命。很多人禁食就是这个原因。

但是，很难做到依靠饥饿来延缓衰老、更长久地健康生活。后面我们会看到，可以用我们能够忍受的简单方法来限制热量。

降低 mTOR 可以增加细胞修复

需要记住的关键事实是，要增加细胞修复，从而促进健康长寿。因此，需要下调或者抑制 mTOR 通路。

如果禁食不是你的首选，有些药物可以帮忙，其中包括前面提到的二甲双胍。运动有助于抑制 mTOR 通路，有些营养素和食物的结合也能达到这个目的。那么，为什么还要吃药呢？

天然 mTOR 抑制剂

最有效的、天然的 mTOR 抑制剂包括：姜黄素、EGCG（绿茶中的成分），奥米伽 –3，橄榄油、吲哚（indoles，西蓝花、芽甘蓝和羽衣甘蓝中的化合物），染料木黄酮（genistein，大豆中的一种具有抗癌作用的化合物）和维生素 E[12]。

其他 mTOR 抑制剂包括葡萄籽提取物、非瑟酮（还是它）和槲皮素（在很多水果和蔬菜中发现的天然色素和黄酮类化合物，包括洋葱、苹果、红葡萄、树莓、樱桃、西蓝花和绿茶）。

应当注意，有些因素可能会过度刺激 mTOR 通路，特别是过量的蛋白质，尤其是动物蛋白，这是很危险的。因为如果 mTOR 感知到营养摄入过多，就会过度复制细胞，而癌症的特征就是细胞复制不受限制。

老细胞的废物处理

拼图的最后一块是，调低 mTOR 还会鼓励自噬这个基本过程，从而获得频繁的"春季大扫除"的效果；或正如一位研究人员所说："它充当老细胞的垃圾处理系统。"

间歇性禁食也会增加自噬，道理如下[13]：禁食带来"轻度压力"的挑战，使得 mTOR 进程发挥了作用。

永远不会太晚

美国梅奥诊所的衰老细胞骨干研究员徐教授，用衰老细胞裂解剂治疗了相当于人类 80 岁的小鼠，结果出现了"巨大变化"，包括生命周期和健康周期都延长了 [14]。

所以，什么时候开始实施延缓衰老计划都不会太晚。

每周吃一次草莓

衰老细胞裂解研究令人鼓舞的一个观点是，显然不需要每天都采取行动。偶尔（大概每周）进行一次清理效果也很好。

那么，我们为什么不每周吃一大碗草莓呢？对于大多数人，这不是一件难事。如果草莓过季了，吃灌装或冷藏的也可以。

【本章小结】

- 清除已经死亡但是仍然存在于体内的衰老细胞，防止它们产生毒性，导致炎症，进而导致很多与衰老有关的疾病，包括骨关节炎、心脏病、关节炎、某些癌症和阿尔茨海默病。
- 我们需要鼓励自噬，因为它可以清除衰老细胞的尸体。
- 降低 mTOR 的活性会促进细胞修复过程，否则该过程会随着时间的推移而逐渐变弱。降低 mTOR 的活性还能够清除"僵尸细胞"。
- 可以把这两个过程比作常规的春季大扫除。
- 有多种天然化合物可以做这些事情，包括烟酰胺（维生素 B_3）、草莓、蓝莓、姜黄（其主要营养成分是姜黄素）、绿茶、葡萄籽、绿叶蔬菜、洋葱和大蒜中的黄酮类化合物。叶黄素、番茄红素、和 β – 胡萝卜素等类胡萝卜素也能起重要作用。
- 运动对于清除衰老细胞同样重要。

第二章　修复受损 DNA

人体内有大约 37 万亿个细胞，即 37000000000000 个。每天约有 500 亿个细胞死亡并被替换，数百万的 DNA 被损害。

这种损害是不可避免的，因为生命和呼吸的每一个动作都会造成 DNA 的损害。DNA 损害的最大原因是，食物被氧化代谢时，在线粒体内产生能量，这个过程会引起"氧化损伤"，是氧与脂肪和葡萄糖产生反应而导致的。

你一定看到过氧化损伤的例子：氧与葡萄糖反应，使苹果变为棕色；或者氧与脂肪反应，使鳄梨变成棕色；或者更简单的，氧气导致生锈。

氧化损伤也被称为"自由基损伤"，而 DNA 和细胞膜的自由基损伤是衰老的直接原因，与动脉硬化、皱纹的形成和癌症有关。

自由基

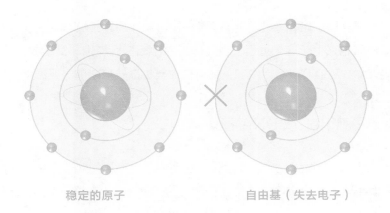

稳定的原子　　　　　　　　自由基（失去电子）

　　当氧与脂肪或葡萄糖发生反应时，会引起氧化损伤，该过程的产物就是自由基。当电子从原子上剥离时，就会产生自由基。这是一个高度不稳定的状态，因为电子总是成对存在，所以自由电子总是迫切地寻找另一个电子进行配对。这会导致电子窃取其他电子并破坏细胞和 DNA 的一系列连锁反应，直到抗氧化剂将它的一个电子捐赠出去，才能最终达到稳定。

DNA 损伤与癌症

　　尽管细胞中 DNA 受损是癌症的主要原因，但是，受损细胞变为恶性细胞仍需要时间，因为细胞中首先要积累数十个甚至数百个突变。

　　此外，导致细胞增殖失控的基因（癌基因）必须被激活，导致突变细胞自杀的基因（肿瘤抑制基因）必须被关闭。

很多肿瘤，如乳腺或肠道肿瘤，需要 10 年的过程才能被检查出来。而还有一些肿瘤，如前列腺癌，则需要 20 年到 30 年的时间，甚至更长。

这解释了癌症为什么与年龄有关，但是也说明我们有机会采取一些措施来中断这个过程，也解释了为什么癌症筛查非常重要。如果大多数癌症可以尽早发现，就可以在其扩散转移之前进行治疗。

是什么原因造成 DNA 损伤

造成 DNA 损伤的其他原因包括吸烟、污染、农药、紫外线、高温烧烤所烧焦食物上的棕色分子、过量饮酒、萨拉米香肠和培根等加工肉类中的防腐剂，以及红肉的高铁含量触发的氧化。

由于自由基损伤还可能由氧与葡萄糖反应而引起，所以可以减少含糖食品和像糖一样在人体内代谢的精制碳水化合物，从而减少自由基的负担。还可以少吃一点，因为进食就会升高血糖。

食物中的抗氧化剂，以及人体内产生的抗氧化剂有助于中和氧化损伤。因此，食用抗氧化剂含量高的食物也是健康衰老的原因之一。

尽管抗氧化剂对于保护 DNA 是必须的，但这还不够。事实上，已经证明抗氧化补充剂本身，如维生素 A、维生素 C、维生素 E 和硒，对于减少心脏病和癌症的作用有限。

问题的关键是要支持自己的 DNA 修复机制，而不是去试图预防自由基的破坏，那太困难了。

如何支持 DNA 修复

人体具有强大的天然 DNA 修复机制。但是，如果不予支持，它们会随着时间的推移变得越来越弱。

研究证明，各种各样的植物性食物及植物性食物中的营养成分有助于主动支持 DNA 修复，有时还可以将损害逆转。它们包括：

植物性食物

类胡萝卜素含量高的食物：例如 β – 胡萝卜素（存在于胡萝卜、红薯、羽衣甘蓝和菠菜中）、叶黄素（存在于羽衣甘蓝、菠菜、蛋黄中）和番茄红素（存在于熟番茄、葡萄柚、紫甘蓝中）。《英国营养学杂志》（ *British Journal of Nutrition* ）上刊登的一项研究表明，补充混合的胡萝卜素可以改善 DNA 的修复机制 [15]。

瑞典隆德大学的另一项研究表明，烟酰胺（维生素 B_3 的一种形式）、锌和类胡萝卜素的组合可以增强细胞对于 DNA 破损的抵抗能力 [16]。

硒含量高的食物：例如全谷物、巴西栗和腰果、鱼和鸡肉。硒似乎可以激活一个被 P53 蛋白质控制的基因。该蛋白质有助于修复DNA 并抑制肿瘤的形成，大豆异黄酮和姜黄素就有这样的效果 [17]。

叶酸：谢菲尔德大学的一项研究表明，补充叶酸可以减少DNA 的损伤 [18]。

北卡罗来纳大学对 1700 人的进一步长期研究发现，硒与叶酸的组合对于结肠癌有预防作用 [19]。

英国癌症研究会的科学官证实，修复 DNA 需要叶酸（一种 B族维生素），"因为对细胞 DNA 的破坏会导致癌症"。

天然叶酸（folate）存在于鸡蛋、绿叶蔬菜和全谷物中。合成叶酸（folic acid）是其补充剂的形式，其吸收量是天然叶酸的两倍。（译者注：folate 和 folic acid 是维生素 B_9 的不同形式。前者以天然形态存在于食物中，后者是人工合成的。为不引起误解，在不须说明二者区别的时候，本书将两者都译为"叶酸"。）

富含黄酮类化合物的食物：黄酮类化合物是植物营养素（phytonutrients）多酚类中的一大类。黄酮类化合物存在于水果和蔬菜中，对健康至关重要。

水果：支持 DNA 修复的主要水果是柠檬、树莓、草莓、苹果，尤其是蓝莓[20]。

蔬菜：已知可支持 DNA 修复的蔬菜为菠菜、芹菜、大蒜和十字花科蔬菜，如西蓝花、豆瓣菜、卷心菜和羽衣甘蓝[21]。

在爱丁堡大学的一项试验中，受试者每天进食 3/4 杯不起眼的豆瓣菜，他们的 DNA 损伤显著降低了[22]。

《英国癌症杂志》（*British Journal of Cancer*）上发表的另一项实验显示，在卷心菜、西蓝花和羽衣甘蓝中存在的名为吲哚 –3– 甲醇（indole-3-carbinol）的化合物，以及在大豆和大豆异黄酮补充剂中存在的染料木黄酮，都可以增加能够修复 DNA 损伤的两种蛋白质[23]。

香料与草药：已知能够促进修复 DNA 的香料和草药包括姜黄素，它存在于姜黄中，因此也存在于咖喱中。一项 2017 年的研究表明，服用具有抗肿瘤作用的姜黄素可以使 DNA 损伤减半，因为它还可以增强过氧化氢酶的活性，这种酶是自由基强大的中和剂[24]。

生姜是姜黄的亲戚，它与欧芹和迷迭香一起有助于 DNA 修复。

在饮用绿茶一小时后，DNA 修复酶的活性就增强了。这种酶的名字有点好笑，叫作 OGG1。发表在《致癌作用》（*Carcinogenesis*）杂志上的另一篇研究表明，绿茶多酚有助于引起前列腺癌细胞的自我毁灭[25]。

最后，说说葡萄籽和葡萄籽提取物，它们也支持 DNA 修复，导致癌细胞自我毁灭[26,27]。

当我们深入阅读这部生物学的侦探小说的时候，你可能会问：为什么这么多有治愈作用和延缓衰老的化合物都是以植物为基础的？

衰老研究人员弗兰克·马多（Frank Madeo）说得好：

"动物（人类）与植物之间存在着一百万年的协同进化，这可能是医学上很多重要的治疗方案都是源于植物的原因。"

还有另外一个原因。植物不会为人类的利益制造出来这些黄酮类化合物和多酚，它们的进化是为了保护自己免受阳光和昆虫的侵害。这就是为什么许多具有最强保护功效的多酚存在于植物的深色部分和外表皮。但是，大多数加工食品丢弃的恰恰是这一部分！

去乙酰化酶：主导衰老的开关

大卫·辛克莱尔（David Sinclair）是哈佛医学院遗传学系的教授，也是衰老方面的首席研究员。

辛克莱尔博士在他的《生命周期》（*Lifespan*）一书中提出的观点是，衰老是一种疾病，这种疾病可以治愈。他说：衰老是生命中一遍又一遍地复制细胞时丢失信息而导致的。但是，有一组物质包含 7 种蛋白质，叫作去乙酰化酶（sirtuins），可使细胞保持稳定并有助于防止信息丢失。

有的去乙酰化酶在线粒体中起作用，有的在细胞核中起作用。它通过激活和关闭基因来维持细胞的稳定性。这个过程称为表观遗传学（epigenetics），是本书第四章的主题。

大量研究证明，去乙酰化酶蛋白需要一个称为 NAD+（全称为：氧化烟酰胺腺嘌呤二核苷酸, oxidised nicotinamide adenine dinucleotide）的分子，该分子于 1906 年首次被发现，它天然存在于所有细胞中。它在数百个新陈代谢过程中非常重要，包括产生细胞能量。但是，随着年龄的增长，其水平一直在下降[28]。由于 NAD+ 可以提高细胞修复 DNA 损伤的能力，科学家们一直在寻找提高 NAD+ 水平的方法。

用营养素增加 NAD+

要想产生 NAD+，人体需要有所谓的"前体物质"（precursors），即产生 NAD+ 所必需的重要营养素。维生素 B_3 的所有主要形式都能做到这一点，无论是烟酸、烟酰胺或烟酰胺核糖。

为了增加 NAD+ 的水平，辛克莱尔博士亲自服用烟酰胺核糖补充剂，并且每日服用维生素 D、维生素 K、低剂量阿司匹林和整整 1 克白藜芦醇。白藜芦醇是一种黄酮类化合物，主要存在于蓝莓和越橘中，也存在于花生、黑巧克力、葡萄和红酒中。

最后，他服用 1 克糖尿病药物二甲双胍，以降低血糖水平和增加人体对于胰岛素的敏感性。但是，二甲双胍是处方药，普通人不大可能使用。然而，正如我们所知，还有其他非药物可以降低血糖水平并提高胰岛素敏感性。

尽管在动物实验中，烟酰胺核糖似乎是制造 NAD+ 的一条略微更有效的途径，但其价格昂贵。此外，尚未证实烟酰胺核糖在人体内比烟酰胺形态的维生素 B_3 更优秀。因此，我认为，旨在补充能量或修复 DNA 的任何补充剂中，使用烟酰胺形态的维生素 B_3 是有意义的。烟酰胺的食品来源包括酵母、牛奶、鱼、坚果、鸡肉和蘑菇。

还有其他方法可以增加 NAD+，从而来促进 DNA 修复。在营养充足的时候，去乙酰化酶蛋白主要支持细胞增殖。但是，当人体面临挑战（中等而非致命水平压力）的时候，去乙酰化酶的作用就会从细胞增殖转换到专注于支持 DNA 修复[29]。

什么叫作中等压力？包括暴露于寒冷、间歇性（短期）禁食、短暂的高强度运动等。这些以后还会谈到。

并非只有一种衰老机制

直到最近，辛克莱尔博士的研究仍然专注于去乙酰化酶蛋白，因为这些蛋白确实可以有效地激活和关闭基因并支持 DNA 修复。但是，很多衰老研究人员确认，在衰老过程的背后，存在多种机制，尤其是本书中的 10 个标志，而通过 NAD+ 增加去乙酰化酶蛋白的活性只是其中之一。

关于白藜芦醇的有效性还要打一个问号。因为试管和小鼠的实验室研究虽然显示了其促进长寿的前景，但尚未在人体中得到证实。并且除了白藜芦醇，还有很多多酚可以支持 DNA 修复。

此外，人类饮食中白藜芦醇的半衰期非常短，这意味着其在人体内的活动周期不超过 30 ~ 40 分钟，其生物利用度不高。（的确，红酒中含有白藜芦醇。但遗憾的是，你每天要喝几百杯红酒才能获得治疗剂量的白藜芦醇！）

2004 年，辛克莱博士成立了一家名为"Sirtris"的公司，以研究白藜芦醇及去乙酰化酶对于长寿的影响。他的意图是开发以白藜芦醇为基础的化合物并获得专利。谢天谢地，食物和天然营养素不能申请专利。

Sirtris 公司在 2008 年被制药巨头葛兰素史克以 7.2 亿美元收购。但是，由于开发基于白藜芦醇药物的承诺没有实现，该公司于 2013 年年底关闭了。

2017 年，辛克莱尔博士将他的研究范围扩大到本书所探讨的 10 个衰老标志。在他的新公司"生命生物科学（Life Biosciences）"中，他与风险投资人合作，针对每一个标志都开发一种可以应对的新药。

像其他人一样，我相信，辛克莱尔博士认为衰老过程可以得到改变是正确的。但是，食物和生活方式应当是首选，而不是使用昂贵的药物。

【本章小结】

- 很多植物性食物、维生素、矿物质和多酚可以部分保护和修复DNA。
- 我们特别谈到了叶酸、维生素 B_3（烟酰胺）、硒、类胡萝卜素、叶黄素、番茄红素和 β- 胡萝卜素、绿茶和葡萄籽中的黄酮类化合物、姜黄素、白藜芦醇和大豆中的染料木黄酮。
- 我们还谈到了运动和研究人员所说的间歇性（短期）禁食。对于大多数人来说，"禁食"一词令人反感。虽然少量减少热量摄入也是延缓衰老计划的一部分内容，但你会看到如何使用简便而且创新的方法来实现这个目标。

第三章　线粒体：37 万亿个微型发电厂

随着年龄的增长，经常听到的抱怨是："我不像以前那样精力充沛了。"

线粒体功能失调是导致疲劳和精力不足的根本原因，也是衰老的 10 个关键原因之一。线粒体功能减弱导致了神经系统、新陈代谢、肌肉和心脏的失调。

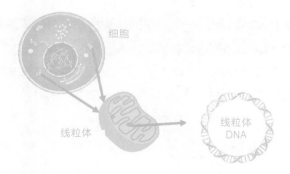

线粒体是体内几乎每一个细胞（红细胞除外）内的微型"发电厂"。他们摄取食物和营养，在氧的参与下分解为葡萄糖，产生一种称为 ATP 的化合物形式的能量。

然后，ATP 推动了人体细胞内每一秒钟发生的数百万次生化反应。酶加速了细胞内新陈代谢的过程，产生能量和蛋白质。

　　ATP 提供了每一次肌肉运动、心跳和神经信号（包括脑神经信号）所需的能量。大脑使用了人体产生的所有 ATP 的 70% 左右，这个事实解释了线粒体功能障碍与神经退行性变有明显联系。

　　因为人体不能储存 ATP，所以体内产生的 ATP 的量非常巨大。根据 2016 年《科学文献索引》（*Science Direct*）数据库的计算，人体每天生产与其自身重量相等的 ATP！在此过程中，能够产生1200 瓦的电能，足够驱动一台普通洗碗机工作 40 分钟。

　　在哺乳动物中，所有这些活动的副产品是热量，以及不可避免的线粒体内和细胞内自由基的损伤。自由基的损伤会导致突变、蛋白质畸形，并且使细胞无法产生能量。此外，该过程还会破坏（氧化）进入血液的脂肪，从而导致动脉硬化。

　　如果线粒体 DNA 受到损伤，罹患癌症和神经系统变性疾病的风险就会增加。《整合医学》（*Integrated Medicine*）杂志 2014 年的一篇评论文章证实：

　　"线粒体功能障碍……是衰老的一种特征，其本质上是所有慢性疾病的特征，包括心血管疾病、糖尿病和代谢综合征。[30]"

　　由于预防线粒体损伤非常困难，此文接着推荐了某些可以增强线粒体修复过程的补充剂。我们将在以后讨论。

线粒体有自己的 DNA

　　可以相信，线粒体 DNA（通常写作 mtDNA）在几百万年之前某个动物细胞吞噬了某种细菌时就出现了。由于这种细菌能够有效产生能量，就被赋予了进化优势，动物细胞就保留了它。因此，mtDNA 是从细胞核的 DNA 分离出去的。mtDNA 是环状的，可以看到其内部标志性的缠绕螺旋。

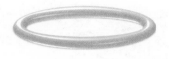

线粒体 DNA（环状染色体）

有趣但无关紧要的"线粒体夏娃"

mtDNA 只能从母亲那里遗传下来，祖祖辈辈几乎没有变化。这使得系谱学者能够追溯到大约 20 万年前的人类，追溯到一个绰号为"线粒体夏娃"的假想女性。她可能居住在当代的博茨瓦纳的一个绿洲附近。当然，这些溯源颇有争议。

通过营养素防止线粒体 DNA 损伤

2017 年，谢菲尔德大学一个研究小组报告了一项为期 5 年的研究成果[31]。报告显示了线粒体如何保护自己免受 DNA 损害并对其进行修复。它涉及一种被称为 TOP1 的蛋白质。其他研究人员发现，这种修复机制需要全系列的维生素和矿物质，尤其是两种营养素：辅酶 Q10（CoQ10）和吡咯并喹啉醌（PQQ）。

CoQ10（co-enzyme Q10）有助于保护线粒体免受损害[32]。而鲜为人知的 PQQ（pyrroloquinoline quinone）可以激活有助于在衰老细胞中形成新线粒体的基因[33]。

2017 年，线粒体医学会发表了一项"共识声明"，其中支持线粒体疾病患者使用以下药物：辅酶 Q10、α-硫辛酸、维生素 B_2（核黄素）、叶酸和左旋肉碱[34]。

如果细胞缺乏辅酶 Q10 或左旋肉碱，就无法产生足够的 ATP。这意味着肌肉纤维容易疲劳和心脏搏动强度降低，两者都是衰老的重要标志。

辅酶 Q10

辅酶 Q10 在 ATP 的产生中起着核心作用，但是其在人体内的水平随着年龄增长而降低。它在线粒体的膜中充当强大的保护性抗氧化剂。辅酶 Q10 还与维生素 E 协同作用，增强两种营养素的抗氧化作用。

2014 年的一项研究发现，辅酶 Q10"通过提高 SIRT1 基因水平增强了线粒体活性"。由于 SIRT1 基因形成的去乙酰化酶蛋白质在延缓衰老和减少年龄相关性疾病中起着关键作用，我们看到延缓衰老拼图的另一部分出现了[35]。

辅酶 Q10 也已经用于治疗和改善心脏病。有些医生还建议用辅酶 Q10 抵消患者使用他汀类药物所产生的不良反应[36]。

辅酶 Q10 有补充剂的形式，在花生、小扁豆和一些多脂鱼，如沙丁鱼、鲱鱼和鲭鱼中有少量存在。

PQQ

这种强大的抗氧化剂已被证明可以与辅酶 Q10 协同起效，欧芹、绿茶、青椒和鸡蛋都是其很好的来源。

维生素 B_3（烟酰胺）

新的研究表明烟酰胺会引起功能异常的线粒体分解并消散，从而改善线粒体的质量[37]。这个过程称为线粒体自噬，与自噬这种清除受损细胞的重要过程同样重要。

奥米伽 -3

奥米伽 -3 存在于鲑鱼、鲭鱼、鲱鱼和沙丁鱼等多脂鱼中。有助于保护线粒体的细胞壁。奥米伽 -3 也有植物来源，称为 ALA（α – 亚麻酸），但其形态不容易被吸收。奥米伽 -3 有助于保护大脑中线粒体的功能，并且是任何抗痴呆治疗方案都应有其参与的营养物质[38]。

α－硫辛酸

它涉及分解碳水化合物以产生能量，而且还是一种抗氧化剂。人体内会产生少量的 α－硫辛酸，而食品中的含量却很高，包括绿叶蔬菜，如西蓝花、芽甘蓝、菠菜，还有胡萝卜、亚麻子、大豆和菜籽油。

α－硫辛酸除了能够产生能量之外，有时还被建议用作补充剂以缓解糖尿病神经相关症状。现在已知，它可以促进人体自身产生的谷胱甘肽（一种重要的天然抗氧化剂），其对清除体内过量的重金属很重要。增加的谷胱甘肽水平也提高了胰岛素的敏感性。

左旋肉碱

左旋肉碱的作用是把脂肪酸从食物传输到线粒体中，将其燃烧，获得能量。

像 α－硫辛酸一样，左旋肉碱有助于增加自然水平的谷胱甘肽。尽管大多数人会在自己体内生产足够的左旋肉碱（只要他们有足够的维生素C），肉类、鱼和牛奶仍是其主要的食物来源。因此，少肉或无肉饮食的老年人有时需要添加左旋肉碱补充剂。

在大多数年龄段都需要补充左旋肉碱的证据并不充分。然而，一项针对70名百岁老人的随机对照临床试验表明，他们在接受左旋肉碱治疗6个月后，身心疲劳明显减轻，身体和认知活动能力也增加了[30]。

但是，我们稍后会探讨为什么大多数人在补充左旋肉碱之后会对心脏产生不利影响。另外，尽管左旋肉碱的主要来源是动物制品，但是，只要饮食中含有大量维生素C，也可以从植物蛋白里合成左旋肉碱。所以，大多数人都有充足的水平。

其他营养素

对线粒体健康不可或缺的其他营养素还包括：

维生素 E：存在于坚果、小麦胚芽、诸如葵花籽那样的籽粒、菠菜和西蓝花之中。

硒：存在于坚果（尤其是巴西栗）、海鲜和肉类中。

锌：存在于贝类、肉类、豆类、种子、坚果、鸡蛋和全谷物中。

姜黄素：一项 2016 年的研究表明，补充姜黄素 4 周足以恢复因糖尿病而受损的肾脏和肝脏中的线粒体功能[39]。

全复合 B 族维生素（包括叶酸）：对于将食物转化为能量至关重要。

最后，谈谈绿茶中的活性成分 EGCG（epigallocatechin–3–gallate，表没食子儿茶素没食子酸酯），它可以激活许多蛋白质，包括对于线粒体正常功能必不可少的 sirtuin–1 基因[40]。

恢复线粒体的功能可以改善肤色并减少皱纹吗？ 2018 年对于小鼠的一项研究显示[41]，通过饮食表达某些基因后，线粒体功能得以恢复，皱纹被抚平，甚至减少了脱发。

【本章小结】

- 需要全面的维生素和矿物质来支持线粒体的健康和修复，二者对于延缓衰老至关重要。
- 特别重要的是辅酶 Q10、维生素 B_3（烟酰胺）、奥米伽 –3、姜黄素和绿茶。
- 老年人可能对额外添加 α – 硫辛酸和左旋肉碱有反应。
- 特别要提及的食物包括：多脂鱼、西蓝花、芽甘蓝、菠菜、坚果和全谷物。

第四章　指挥基因

　　本章中，你会遇到单腿骑自行车的人，他向你证明了基因的工作方式确实是可以改变的。

　　你的基因组是一张完整的 DNA 蓝图，包括了构建你这个独特人体的指令，或者更精确地说，构建使你的机能能够进行所有活动的蛋白质。

　　你的基因组确实是固定的，但是（对于健康的衰老而言，这是一个很重要的"但是"），基因能够被激活和关闭，它们可以变为活动状态或不活动状态。在任何时候，你的 20000 多个基因中只有一小部分处于活动状态，而大部分都是惰性的。

　　这种切换活动称为"基因表达"，基因遗传代码保持不变，改变的是细胞读取这些基因的方式，即，基因的表达方式改变了。

　　这些改变是由你吃的食物、从事的活动、获得的睡眠状态、居住的环境及承受的压力触发的。甚至包括你是不是熬夜了[42]。

表观遗传学：基因的表达过程

　　耶鲁大学医学院的莱文（Levine）教授提出了一个解释，他让我们想一下这个过程：你有一个装满食材的厨房和一本食谱。你的基因就是食材，表观遗传学就是食谱。相同食材与不同食谱会烹调出不同的菜肴。

基因是天生的，表观遗传学是后天培育的。不同的环境将产生不同的结果，无论是对儿童还是对基因。

内萨·凯里（Nessa Carey）的著作《表观革命》（*Epigenetic Revolution*）也提出一个比喻。将人类的生命视为一部很长的电影，剧本就是 DNA。但是，如果两位导演采用了同一个剧本，有些场景就得删除或修改。无论好坏，结果都会不一样。同样，尽管你的 DNA 是一部不会变化的剧本，你却可以指挥他们取得更好的结果。

你不是自己基因的囚徒。

可能最好的比喻就是调光器。你可以像调节灯光一样调节基因，以达到最理想的效果。

然而，基因如何变得活跃或沉默呢？请看图示：

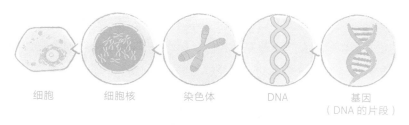

| 细胞 | 细胞核 | 染色体 | DNA | 基因（DNA 的片段） |

细胞内部

细胞内部是细胞核，细胞核内部是染色体，染色体由 DNA 组成，而 DNA 上面就是基因。

当在基因上贴上或摘下"标签"时，基因就被激活或被抑制，基因的运动方式也随之改变。

但是，如何将标签贴上基因或从基因上摘下来呢？

答案是通过所谓的甲基供体。甲基供体通常是营养素，贴摘标签的过程称为甲基化。正是这种甲基化可以激活或关闭基因。

例如，既有你想激活的肿瘤抑制基因，也有你想关闭的癌基因（oncogenes）。

甚至还有一个名为克老素（Klotho）的基因。表达该基因后，哺乳动物的寿命就可以延长。Klotho 是一位希腊女神，她通过纺织生命线来确定寿命长短。

一些营养素在这种基因表达过程中十分重要，称为甲基供体食品，包括：

胆碱：存在于鸡蛋、鱼类、肉类、亚麻子和扁豆中。

蛋氨酸：也存在于鸡蛋、鱼类、肉类中。豆腐、奶酪、坚果、豆类和全麦（如藜麦）中也有存在。

叶酸：存在于绿叶蔬菜、柑橘类水果和鸡蛋中。

甜菜碱：存在于菠菜、甜菜、小麦胚芽和糙米中。维生素 B_6 和维生素 B_{12} 中也有存在。

来源于食物或补充剂的甜菜碱是一种特别好的甲基供体。合成叶酸（天然叶酸的补充剂形式）与甜菜碱共同作用，对于积极的基因表达产生强烈影响。

最近的一些研究表明，从植物中获得的蛋氨酸比从动物蛋白中获得的要多而且更好，它们可以减少癌症风险并且延长寿命——至少在动物实验中是这样的。

甲基供体食物也参与了几种大脑化学物质（如多巴胺和肾上腺素）的生产，这些化学物质涉及机敏性、专注力和情绪。

尽管基因表达或表观遗传学背后的科学道理相对较新，但是，人们发现甲基化受损会随着年龄增长而增加。事实上，衰老研究人员正在使用甲基化标记物来评估人体的生物年龄而不是时间年龄。

应当注意，甲基化和基因转换也会发生在称为组蛋白的蛋白质上，该蛋白质包裹着 DNA。整个过程非常复杂，但是对于健康的作用没有不同。

我们知道，甲基化受损会导致加速衰老、抑郁、疲劳、组胺不耐受、癌症风险增加和激素失调，它还会导致出生缺陷。这就是为什么在怀孕期间要补充重要的甲基供体——叶酸的原因。

通过进食指挥基因

所有动物，包括你我，都有一种叫作刺鼠（agouti）的基因。

在一项著名的实验中[43]，当一个小鼠的刺鼠基因完全未甲基化时，它的皮毛是黄色的，过于肥胖，容易患糖尿病和癌症。但是，当它的刺鼠基因被甲基化之后，它就会像正常小鼠一样，具有光滑的棕色皮毛，患病风险也降低了。

然而，肥胖的黄色小鼠和消瘦的棕色小鼠在基因上是相同的。肥胖的黄色小鼠之所以与众不同，是因为它们具有有害的表观基因突变。

在很大程度上，有利于健康或趋于造成疾病的 DNA 表达变化在我们的直接控制之中。

营养缺失是甲基化受损的主要原因之一。我们知道，维生素 B_{12}、甜菜碱和叶酸是直接的甲基供体。其他营养素也起着间接作用，包括锌、镁、钾、维生素 B_2、维生素 B_6、维生素 B_3（烟酰胺）和硫。

富含硫的食品有助于甲基化，这些食品包括大蒜、洋葱、韭葱、鸡蛋和富含萝卜硫素的蔬菜，例如西蓝花、芽甘蓝、羽衣甘蓝、豆瓣菜和卷心菜。硫很重要，它是谷胱甘肽的关键成分。

谷胱甘肽：主要抗氧化剂

谷胱甘肽被称为"主要抗氧化剂"，因为它可以回收利用其他抗氧化剂，例如辅酶 Q10、维生素 C 和维生素 E。它是一种特别强大的抗氧化剂，能够直接或者间接防止自由基对细胞的损害。

谷胱甘肽还可以改善胰岛素抵抗，支持免疫功能，并支持肾脏和肝脏对于重金属的解毒和清除。谷胱甘肽有助于确保细胞失去功能而死亡的过程，这个重要过程称为凋亡。

谷胱甘肽由人体产生，随着年龄增长而减少。除硫之外，其他可以促进谷胱甘肽产生的营养素还有硒、维生素 D_3、维生素 E 和维生素 C。

《美国临床营养学杂志》（*American Journal of Clinical Nutrition*）上发表的一项研究表明，每天服用 500 毫克维生素 C 可以使谷胱甘肽水平提高 47%。维生素 C 可以提高健康成年人的红细胞谷胱甘肽水平[44]。大量研究表明，姜黄素提取物（姜黄的浓缩形式）也显著提高了谷胱甘肽的水平，从而降低了罹患癌症的风险[45,46]。

然而，直接服用谷胱甘肽补充剂几乎没有什么效果，因为它在口服时会迅速分解。

表观遗传学与癌症

迪恩·奥尼什（Dean Ornish）是加州大学旧金山分校的临床医学教授，是研究营养对基因表达和健康的影响方面的先驱。

早在 2005 年，他为 31 名罹患轻度前列腺癌的男性提供植物源性低脂饮食。对照组食用正常食物。

他鼓励试验组人员散步、冥想、参加小组会议。仅仅三个月，大约 453 个基因，特别是控制肿瘤生长的基因活性降低了。总体而言，代表前列腺癌细胞活性的血液学指标明显改善，肿瘤缩小了。5 年之后，检查发现他们的端粒（另一种长寿标志）比对照组的变长了⁴⁷。

尽管这项研究规模很小，而且只涉及男性和前列腺癌，但是，有很多迹象表明，相同的方案也有助于治疗乳腺癌。

表观遗传学与心脏病

2017 年，《老年心脏病学杂志》(*Journal of Geriatric Cardiology*)汇编了数十年来关于心脏病研究的结果。报告对于治疗心脏病的常规医学方法提出了严厉的批评，指出其几乎全部关注于治疗，对预防漠不关心。报告中如下内容值得在此引用：

"心血管疾病药物的副作用很多，包括罹患糖尿病、神经肌肉疼痛、脑雾、肝损伤、慢性咳嗽、疲劳、出血和勃起功能障碍的风险。每年外科手术的干预对于成千上万的患者都是致命的。安装支架的死亡率为 1%。

"患者却继续保持他们的饮食结构不变，而正是这些饮食结构使他们患病的。这就是西方饮食，包括过多添加的油、乳制品、肉类、禽类，以及含糖食物和饮料。如果我们遵循以植物为基础的饮食文化的经验，这种灾难性疾病（冠状动脉疾病）就不会出现。⁴⁸"

但是，大量植物源性饮食又是如何保护心脏的呢？同一后续研究包括一个试验：63 名心脏病患者采用含大量植物源性食物的欧尼斯（Ornish）饮食方案，对照组的 63 人不采用任何特别的饮食计划。

12 周后，对照组在健康方面没有任何改变，而欧尼斯饮食方案组的患者体重减轻了，血压降低约 10%。一年之后，促进炎症、损伤血管的 143 个基因活性大大降低。对照组未见改善。

我们已经知道水果和蔬菜可以预防心脏病、癌症和糖尿病，现在我们知道了其背后的一个原因：它们含有化合物（黄酮类化合物和多酚）、维生素和矿物质。这些都会激活保护性基因，关闭导致伤害的基因。

这些黄酮类化合物和多酚不仅可以延长健康，还可以通过遗传学的改变来减轻抑郁症。2018 年的一项研究表明，葡萄籽提取物多酚改变了基因的活性，产生了更好的抗抑郁能力[49]。

我们已经注意到蓝莓可以减少 DNA 损伤，蓝莓似乎是通过抑制一个叫作 MTHFR 的基因做到这一点的[50]。

最后，谈谈经常在新闻中提起的空气污染的破坏效应。研究已经发现，污染可以改变 DNA 的标签，从而增加了罹患神经系统变性疾病的风险。

关于维生素 B 补充剂有助于预防这些风险的报道最初遭到怀疑，我们现在知道维生素 B 发挥着积极的表观遗传作用，这可能就是其保护机制。

单腿骑自行车的人的基因表达

我们都知道，锻炼对人们有好处。但是，为什么呢？斯德哥尔摩卡罗林斯卡学院的科学家们部分地回答了这个问题[51]。

他们招募了 23 名年轻健康的男女，把他们带到实验室，要求他们参加只用一条腿蹬自行车的测试，另一条腿不能使用。

两条腿都会经历由于饮食或环境改变而产生的甲基化作用，但是，只有蹬车的腿才会产生由于锻炼而带来的表观变化。他们要求志愿者每次单腿蹬车 45 分钟，一周 4 次，连续 12 周。

毫不奇怪，到最后，志愿者们蹬车的腿要比另一条腿更有力量，显示出运动锻炼已经改善了体质。但最令人惊奇的是蹬车锻炼那条腿的肌肉内 DNA 的变化：蹬车锻炼那条腿的肌肉细胞的基因组出现了 5000 多处新的甲基化模式。

被激活的基因都是那些能够增强能量新陈代谢、改善胰岛素反应和减少炎症的基因。换句话说，改变了的基因表达直接影响了他们身体的健康。而那只没有参加蹬车锻炼的腿没有产生这些改变。

肠道如何影响基因

你的身体内生活着很多微小的细菌，它们直接影响了基因的活动。

肠道内的细菌组称为微生物组。这可能是目前营养学界最热门的话题，因为"好细菌"与"坏细菌"的比例及这些微生物的多样性直接影响了人体健康。

不仅仅是肠道内产生的维生素（例如维生素 K、维生素 B_{12} 和叶酸）会引起甲基化，我们最近发现，微生物组的构成也会引起甲基化，有益或者有害的基因都会被表达[52]。

建立健康的肠道菌群有助于恢复甲基化平衡。这样可以降低结直肠癌的风险，甚至在早期就可以预防自身免疫病的发展[53,54]。

2016 年《分子细胞杂志》（*Molecular Cell Journal*）上的一篇文章称：

"研究表明，肠道菌群可以在 DNA 上放置化学标签并影响基因表达，从而有可能影响我们的健康和生活的各个方面。"

有助于创造肠道健康和积极的基因表达的食品包括酸菜（如德国酸菜）、开菲尔乳、味噌及一些酸奶。

有益的细菌——益生菌（probiotics）——是有活性的，它们需要自己的食物来源，称之为益生元（prebiotics）。好的益生元食品包括葱科植物——大蒜、韭葱、胡葱和洋葱——还有苹果和香蕉。燕麦、全谷物、亚麻子及海藻也是很好的益生元纤维来源。

我们知道，食用这些益生元食品会促使肠道内产生一种叫作丁酸盐（butyrate）的化合物，就是我们平时所说的"短链脂肪酸"。

丁酸盐对于健康非常重要。它有助于保护肠壁的完整性，从而防止肠漏症（leaky gut syndrome），其症状是肠壁破裂，导致毒素泄漏到血液中，从而引发炎症。

这些炎症可能导致肠易激综合征和结肠炎，丁酸盐可以减轻这种肠道的炎症。丁酸盐还能够关闭促进炎症发展的基因和其他导致过度活跃免疫应答的基因，后者与潜在的危险过敏反应及某些自身免疫病有关联。

肠道菌群（微生物组）与大脑的睡眠机制通过双向的肠－脑轴联系在一起。最近，华盛顿州立大学睡眠效果研究中心的研究人员发现，提高丁酸盐水平可以显著改善睡眠状况[55]。

由于丁酸盐是通过膳食纤维产生的，该报告建议改善睡眠的一种方法是增加益生元纤维的摄入量，主要食品来源包括大蒜、韭葱、胡葱和洋葱，以及苹果和香蕉。

越来越多的有力证据表明，优质的多菌株益生菌补充剂可以带来很多健康益处，包括基因表达。这个话题以后再讨论。

【 本章小结 】

- 可以通过提供甲基供体的富硫食物直接影响基因表达，包括胆碱和蛋氨酸，加上包括叶酸在内的 B 族维生素和甜菜碱。
- 富含硫的食物包括大蒜、洋葱、韭葱、鸡蛋。
- 萝卜硫素也对基因表达产生积极的影响，在西蓝花、芽甘蓝、羽衣甘蓝、豆瓣菜和卷心菜等蔬菜中都含有萝卜硫素。
- 我们的食物中应当包括益生元纤维，它们来自大蒜、韭葱、胡葱和洋葱等蔬菜，还有苹果与香蕉。再加上一些发酵食品，如德国酸菜、开菲尔乳、味噌和一些酸奶。
- 锻炼也会产生积极的基因表达。

第五章 保持端粒足够长

2009 年，伊丽莎白·布莱克本（Elizabeth Blackburn）及其同事卡罗尔·格雷德（Carol Greider）和杰克·绍斯塔克（Jack Szostak）获得了诺贝尔生理学或医学奖，以表彰他们发现了染色体是如何被端粒所保护的。

染色体携带着每个人的遗传物质，每个染色体的末端都是一个端粒。端粒是重复的基因序列，可保护染色体和重要的基因不被删除。端粒通常被比作鞋带上的塑料头。

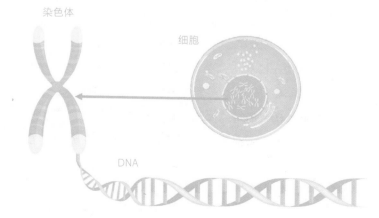

如果端粒受到破坏，染色体就被磨损，不能正常工作。这样，细胞就无法自我更新，机能失常，也就是衰老了。

正如我们已经看到的，这意味着组织退化，毒素释放，出现心脏病和癌症。人体的免疫系统变弱了，衰老加速了。

每当细胞被复制时，端粒就会变短一些。随着年龄增长，它们自然就越来越短。端粒这种持续的变短起到了"分子钟"的作用，给细胞成长结束进行倒计时。下图说明了它们变短的情景。

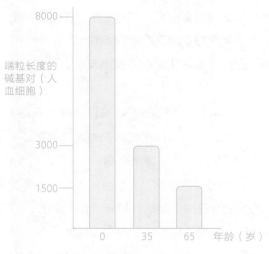

随着年龄增长，端粒变短

该图基于几个来源，包括美国南卡罗莱纳医科大学衰老中心的洛塔·格兰霍姆（Lotta Granholm）的一篇演讲[56]。

由理查德·科索恩（Richard Cawthorn）领导的犹他州大学遗传学家们证实，端粒越短，生命就越短。他们发现，60 岁以上的人群中，端粒短的人死于心脏病的可能性比正常人高 3 倍，死于感染性疾病的可能性比正常人高 8 倍。

端粒的缩短是可以减少的

毫无疑问，不良饮食、缺乏锻炼和睡眠，以及吸烟、肥胖和压力加速了端粒的缩短。但是，布莱克本博士与她的同事们表示，这个过程是可以放慢甚至可以逆转的。布莱克本博士说，这样做的结果是使人们更加健康长寿，并显著延缓衰老性疾病。

为了证实这一点，布莱克本博士让患有低风险前列腺癌的男性采用以植物为基础的低脂饮食，进行适度的日常锻炼，管控压力并得到社会支持。生活方式的改变使得端粒延长，而对照组的男性端粒则缩短了。这种改善在几周之后就出现了，而且 5 年之后效果仍然明显。

布莱克本博士认为，端粒的缩短仅仅是需要多方面下手来延缓衰老的其中一个因素。但她证实，我们对所有这些都有很大的控制权，而且，所做的改变也不需要走极端。

例如，进行大约每周 3 次，每次 45 分钟中等强度有氧运动的人，其端粒的长度与马拉松运动员相当。2019 年的另一项研究显示，人们做的运动种类越多，端粒长度保持得就越好[57]。

布莱克本博士在她的著作《端粒作用：年轻、健康、长寿的新科学》(*The Telomere Effect: A Revolutionary Approach to Living Younger, Healthier, Longer*) 中强调了营养的作用。她建议主要以植物食物为基础的饮食，包括富含黄酮类化合物的新鲜蔬菜、水果、全谷物、坚果和豆类，以及高抗氧化剂含量的食物，例如某些海藻和绿茶。

自从布莱克本博士进行的最初研究以来，很多人已经发表了关于端粒的文章。概括来讲，他们都指出某些营养素对于保持端粒的长度有着重要作用。

奥米伽 –3：存在于多脂鱼和亚麻子中。

维生素 D$_3$：2017 年在《营养学杂志》（*Journal of Nutrition*）上发表的一项研究表明，维生素 D 少的人，其端粒比维生素 D 适量之人的要短。在北半球的寒冷的冬季，很难达到适量，更不要说最佳水平了。因此，建议使用维生素 D$_3$ 补充剂。

叶酸与甜菜碱：许多研究证实，降低血液中同型半胱氨酸（homocysteine，一种氨基酸）非常重要。同型半胱氨酸水平太高会引起炎症，破坏动脉壁，并与心脏病和阿尔茨海默病密切相关。叶酸与甜菜碱可以降低同型半胱氨酸的水平。

维生素 B$_{12}$：维生素 B$_{12}$ 和叶酸水平不足不仅影响 DNA 修复和甲基化，还会导致端粒缩短。β – 胡萝卜素和维生素 E 的不足也会导致同样后果。

黄酮类化合物和类胡萝卜素：这些当然可以在水果和蔬菜中找到，主要是柑橘类、浆果、苹果、李子、胡萝卜、绿叶蔬菜、番茄、坚果、种子和全谷物。研究显示，黄酮类化合物有助于保持端粒长度[58]。

橄榄油：2014 年发表在《BMC 医学》（*BMC Medicine*）杂志上的一项研究报告调查了 7200 多名年龄在 55 岁以上处于心脏病高风险的女性。那些采用地中海饮食，摄入最多橄榄油的人，在 10 年内患心血管疾病的风险降低了 35%，死亡率降低了 48%。这些改善与较长的端粒有关[59,60]。

燕麦：燕麦、全谷物和蔬菜中的可溶性和不可溶性膳食纤维有助于降低血糖水平，防止胰岛素抵抗。已经证明血糖升高和胰岛素抵抗都会缩短端粒长度。

坚果与种子：针对 5500 名男女的一项研究表明，增加坚果和种子的摄入与端粒长度的增加直接相关[61, 62]。

　　到目前为止，关于端粒的叙述似乎只是对我们前面建议的重复：吃植物性食物并且多运动。

　　但是，端粒研究也暴露了互联网消极的一面。

端粒酶：一把双刃剑

　　作为科普作家，我经常收到不请自来的有关某些"突破"的电子邮件。它们典型的标题通常是这样的：《鞋带的秘密，将大大延长寿命》，或《生长了 500 年的手掌大小的生物》，或《不朽的水母》（所引用的都是真实的标题！）

　　诸如此类繁多的邮件最后都把我链接到一些网站，这些网站在谈论需要提高一种称为端粒酶的"神奇化合物"的水平。端粒酶就是负责维持端粒长度的酶（酶是可以加速细胞内部化学反应速度的分子）。

　　端粒酶也确实可以保持端粒不会过早缩短。它的作用如此之大，以至于大名鼎鼎的科学性杂志《自然》（*Nature*）都指出："端粒酶可以逆转衰老。[63]"

　　端粒酶通过延长端粒长度来抵消细胞衰老。它将失去的 DNA 重新加上，把分子钟倒计时的时间拉回来，从而有效延长了细胞寿命。它是在成体干细胞中做到这一点的。那么，端粒酶是不是越多越好呢？

　　并非如此。

　　端粒酶可以延长端粒，其益处毋庸置疑。但是，它也有有害的一面。正如年轻的干细胞使用端粒酶来抵消端粒的缩短一样，癌细胞也利用端粒酶维持自己快速的破坏性的生长。

因此，试图用特别的端粒补充剂来提高端粒酶的水平（现在确实已经有了这种补充剂）可能会有一定风险。正如伊丽莎白·布莱克本所警告的那样，不要尝试未经检验的东西。她还说：

"……然而运动、释放压力、良好的饮食习惯等从来都没有被证明会增加罹患癌症的风险。而且，研究表明它们的的确确可以降低这些风险。"

【本章小结】

- 端粒缩短究竟是衰老的一个原因，还是只是衰老的一个症状，即我们开头讨论的其他 8 个衰老指标作用的结果？
- 虽然本章开头的那张图清楚地显示了端粒缩短与衰老的联系，但端粒缩短可能更多的是一个衰老标志而不是衰老的直接原因。
- 其他因素可能更重要，例如慢性（长期）炎症、DNA 损伤、营养欠佳引起的有害基因激活、线粒体损伤和未被清除的衰老细胞等。
- 即便如此，也要知道某些营养素与维持端粒的长度特别相关，包括：奥米伽 -3、维生素 D、叶酸、甜菜碱、类胡萝卜素、一系列多酚、橄榄油和燕麦纤维。
- 当然，还有锻炼！

第六章　减少干细胞的流失

　　儿童可以从受伤和疾病中快速康复，部分原因是其年轻的干细胞可以快速有效地替换受损的细胞和组织。

　　干细胞是未分化的细胞，可以根据人体需要转化为特定的细胞。在人体的某些部位，例如肠道和骨髓，干细胞会有规律地分裂以产生新的人体组织，用于维护和修复。因此，干细胞是组织再生和伤口愈合的重要成分。

　　由于干细胞有助于替换受损的组织和陈旧的细胞，他们的数量和活性水平是决定衰老速度的关键因素。

　　但是，随着年龄增长，成体干细胞的数量会减少，削弱了其组织再生能力。其功能也减弱，导致氧化应激（自由基损伤）、DNA受损和炎症。而且，当干细胞分裂时，其端粒缩短，细胞停止分裂并死亡。

　　端粒缩短会增加以下可能性：细胞衰老及产生引起炎症的有毒分子。而炎症是年龄相关性疾病的主要危险因素。万物皆有联系，这已经不是我们第一次看到了。

　　为了延长保持健康的时间，需要增加干细胞的数量和质量，并激活干细胞中的再生信号。

很自然地，制药公司会寻求高科技的，并能获得专利的解决方案，如干细胞疗法，即从匹配捐献者那里移植健康的干细胞来替换受损的干细胞。

然而，有两种（也可能是三种）自然恢复干细胞功能的方法。2018 年，《干细胞研究与治疗》（*Stem Cell Research and Therapy*）宣布：

"基于目前对于干细胞的了解，可以设计和试验干预措施，以延缓衰老、改善健康和增加寿命。与抗衰老基因结合的干细胞可以中和大多数破坏性信号的作用，而这些信号作用会导致早衰。"

营养可以改善干细胞的健康吗

某些食物和营养素可以减轻干细胞衰退的影响，甚至恢复它们的活力。

《干细胞研究进展》（*Stem Cells Developments*）报道了南佛罗里达医学院衰老与脑康复中心进行的一项研究。该研究指出，营养合剂总体上可以增加干细胞的数量，并增加神经元干细胞，这些都可以改善大脑功能[64]。

实验中的营养合剂是维生素 D_3 和从蓝莓、越橘、绿茶中提取的多酚，再加上左旋肉碱。

但是，这只是一个小型实验，并且其资金是由生产营养合剂的公司提供的。虽然这并不一定会使研究无效，但随后似乎也没有其他确凿的研究。尽管如此，他们使用的营养素在其他延长健康寿命的方式中也是主角，因此，值得将其纳入最终计划。

幸运的是，还有另外两种增加干细胞的方法，它们都有令人信服的证据。

间歇性"禁食"

由加利福尼亚大学老年学教授瓦尔特·隆哥（Valter Longo）领导的研究团队发现，每6个月禁食2～4天，可以刺激干细胞从通常的休眠状态转变为开始再生。

受损的和衰老的细胞被破坏，新的细胞从它们的成分中产生，有效地使免疫系统恢复活力。研究人员还发现，被称为IGF-1的生长因子激素的水平降低了。

这一点非常重要，因为IGF-1是一种会促进肿瘤形成和生长的化合物，并对衰老产生负面影响。IGF-1水平降低是触发能抗衰老的克老素基因（Klotho gene）的关键因素，这一基因我们在前面章节曾经提到过[65,66]。

隆哥博士评论说：

"我们没有预测到长期禁食会在促进干细胞再生方面有如此显著的效果。如果你因化疗或者衰老严重损坏了身体，周期性禁食确实可以产生新的免疫系统。"

但是，长期禁食几乎不是一个受欢迎的方法，并且不建议老年人采用！在进一步的研究中，100名健康受试者采用低蛋白质和单一碳水化合物的植物性饮食，每天摄入总热量900卡，从而模仿了禁食。参与者每月连续5天遵循该禁食方法，共12周。

与对照组相比，"改良禁食"的参与者体重减轻，腹部脂肪、血压、炎症和肿瘤标志物IGF-1均减少或降低了。值得注意的是，他们血流中的干细胞明显增加了。

在完成3轮模仿禁食之后的四个月，这些效果仍然存在，包括维持了60%的体重减轻。隆哥博士解释说：

"禁食迫使人体利用其存储的脂肪和葡萄糖，还会分解很多白细胞，迫使人体再生新的免疫系统细胞。"

稍后，我们会详细地介绍一个简单、现实的计划，以实现与间歇性禁食一样的热量减少。该计划易于融入我们的生活方式。

锻炼：神奇的"药品"

我们都知道锻炼对我们有好处，但是，你有实践的动力吗？请花 3 分钟的时间阅读本节，然后再决定。

2006 年，《干细胞》(*Stem Cells*)杂志上的一篇论文表明，运动会增加老年小鼠成体干细胞的数量 [67]。

2012 年，另一篇研究论文指出，运动会增加大脑干细胞，并得出如下结论：

"应当提倡有规律的锻炼，不仅仅是为了预防疾病，还是为了保持成体干细胞的大量储备。[68]"

意大利帕维亚大学健康技术中心在 2017 年的进行一项出色的荟萃分析显示，体育锻炼可以激活心脏和肌肉干细胞 [69]，它还有助于回答是哪类运动会激活并增加干细胞。

理想的运动是中等强度的有氧运动（例如骑自行车和快走）和阻力（力量）训练的结合。我们开发的健康衰老方案中每天 37 分钟的活动内容正是这种组合。

健康技术中心的研究结果还证实，锻炼还带来积极的 DNA 表观遗传学改变。这有助于解释为什么经常锻炼的人患癌症和糖尿病等新陈代谢疾病及抑郁症的风险较低。

最后，他们还证实，定期的体育锻炼还增加了脉管系统（即血管）中一氧化氮的水平。这样，可以保持动脉的弹性，增加血流量。这就解释了为什么坚持锻炼的人患心脏病和痴呆症的风险较低，并且还可以维持两性健康。

英国布莱顿大学最近完成的一项深入研究表明，运动显著地改善了一类被称为间充质细胞（mesenchymal cells）的干细胞的再生能力，从而改善了它们生长、增殖和分化能力[70]。

这个发现很重要，因为间充质细胞可以分化为骨细胞、软骨细胞、肌肉细胞或脂肪细胞。

加拿大麦克马斯特大学的一项研究表明，每次让小鼠在跑步机上跑不到一个小时，每周三次，就能触发间充质细胞变成骨骼或肌肉，而不是脂肪[71]。

所以，运动不仅在DNA中产生表观遗传学变化，还是维持干细胞健康水平的行之有效的方法。我们现在才开始理解为什么运动可以降低罹患心血管疾病、糖尿病、结肠癌、乳腺癌和抑郁症的风险。当然，这也是控制体重的一个关键因素。

如果哪一家制药公司发明了能够收到同样效果的药物，那可是数十亿美元的生意。

蓝色地带

2008年，《国家地理》（*National Geographic*）杂志发起了一项由丹·比特纳（Dan Buettner）领导的团队进行的著名研究，代号是"蓝色地带"。蓝色地带指的是那些健康活到100岁的人占很大比例的区域[72]。

7个蓝色地带包括希腊的伊卡里亚岛、日本的冲绳岛、哥斯达黎加的沿海地区、撒丁岛的巴巴吉亚地区，还有可能你想不到的加州洛杉矶附近的洛马林达。

他们的共同点就是膳食，主要是植物性食物、鱼类、有限度的肉类，几乎不吃加工食品。晚饭时间都很早，有意识地吃八成饱。冲绳人称之为"腹八分"（hara hachi bu）。

其他的共性是，他们的生活方式天生就是体力活动。他们有强烈的社区归属感和目标感，冲绳人叫作"生き甲斐"（ikigai，即生命的意义），哥斯达黎加人称为"plan de vida"（我早上为什么醒来）。他们每天都有时间来释放压力。

显得格格不入的是加州的洛马林达。有解释说，因为那里是基督复临安息日会信徒居住的飞地，所以他们的生活方式与其他蓝色地带非常相似，除了其他蓝色地带的居民适量饮酒，主要是葡萄酒，而他们不饮酒。

蓝色地带的百岁老人在生命终止几个月前才开始生病，很多人只是第二天早上不再醒来。这似乎是"摆脱尘世烦恼"的一个理想方式。

避免肌少症

老年人普遍丧失气力，抵御疾病的能力降低，容易跌倒，脂肪与肌肉的比值也会增加。

这在医学上叫作肌少症（sarcopenia）。肌少症的特征是肌肉体积和力量的减少，变得虚弱。它与身体残疾、经常性的疲劳及生活质量下降有关。肌少症的风险随着年龄增长和身体活动水平的降低而加大。

肌少症一直是影响数百万老年人的重要临床问题。造成这种情况的原因包括激素下降、炎症增加、活动减少和营养不良。

有很多病情都与肌少症有关，例如肥胖、糖尿病及维生素 D 摄入减少。有人提出，过多的能量摄入（暴饮暴食）、体力活动不足、轻度炎症、胰岛素抵抗，以及激素体稳态的变化会导致肌少症性肥胖。

【本章小结】

- 人们的干细胞供应量是有限的。确保维生素 D_3 的最佳摄入量，食用富含多酚的浆果和绿茶有助于保护干细胞。
- 运动和周期性的低热量摄入在维持干细胞的健康及供应量方面也起着非常重要的作用。

第七章　四个长寿的"油量表"

如果你的身体失去了对你所摄取食物的营养水平和种类的精确感应能力，那就像汽车的油量表出了问题。

向你的身体和大脑发出的信号开了小差，身体摄入过多热量或太少的营养，发生了代谢错误，出现了阿尔茨海默病和糖尿病等病症，衰老也加速了。

营养感应不良的一个典型例子就是葡萄糖不耐受，人体对葡萄糖，最终对胰岛素的敏感性丧失，然后就是糖尿病。

但是，当摄取食物及营养的数量、种类和质量每天都有很大变化的时候，你的身体如何执行它每天数百万次的过程，并使能量摄入和能量消耗相匹配呢？

四个"油量表"或营养感应通道

这就是四个"油量表"的作用，或者就像衰老研究人员所说，是"营养感应通道"的作用。它们会不断调整营养摄入的代谢方式，以创造一个稳定的身体环境。你还可以把它们想象成自动驾驶汽车的传感器，快速不断地进行调整，使汽车能够安全行驶。

这四个营养传感器要保证人体摄入适量的宏量营养素（脂肪、蛋白质和碳水化合物）和适量的微量营养素（维生素、矿物质和植物营养素，如黄酮类化合物和多酚）。

当它们正常工作时，人体处于健康状态，有能力保证正常体重，缓慢变老。

但问题是它们会出现错误。我们已经看到，新陈代谢（燃烧脂肪和葡萄糖以产生能量）会不可避免地通过产生自由基和线粒体功能障碍来损害细胞。这种损害也使得营养传感器很受伤，人体就在细胞层面开始垮掉，走向衰老。研究 9 个衰老标志的科学家们将这个过程叫作"营养感应失调"。

为什么营养敏感性如此重要

在人类进化过程中，身体感知营养可利用性变化的能力非常重要。在营养充分的时候，身体能够成长并储存能量。在营养匮乏的时候，身体转向保护模式，增强了抗病能力。

所以，你希望自己的身体能够经历一段时间的挑战，触发保护模式，促进健康衰老。

1. 胰岛素感应通道

营养感应不良最熟悉的例子就是葡萄糖不耐症。葡萄糖不耐症是代谢疾病的一个术语，会导致高血糖，其结果是糖尿病前期，继续发展就是 2 型糖尿病。

过量摄入糖和单一、精制的碳水化合物（如白面包、蛋糕和土豆，它们都像糖一样进行代谢）会增加血液中的葡萄糖，促使人体产生胰岛素以降低葡萄糖水平。

如果这种情况发生太频繁，人体对于胰岛素会越来越不敏感，因此，血糖保持在危险的高水平，从而导致 2 型糖尿病和其他疾病。西方大多数成年人可能都有胰岛素抵抗。

高葡萄糖水平还会在细胞和组织中引起炎症，导致衰老加速，并且抑制肠道中的"好细菌"，从而增加了坏细菌或有毒细菌的比例。葡萄糖不耐症的表现包括口渴、胃胀、疲劳和抑郁。

晚期糖基化终末产物（AGEs）非常衰老

（译者注：这是一个双关语，晚期糖基化终末产物的缩写"AGEs"就是"衰老"的意思。）

当体内糖分子过多时，它们会粘在细胞的脂肪和蛋白质上，这个过程称为糖化。你可以把它们想象为"糖衣"。

这样就形成了所谓的晚期糖基化终末产物（advanced glycation end products，AGEs），它使蛋白质纤维变得僵硬和畸形，结缔组织变得互相交联，就像用胶水粘在一起或缠在一起。

从外部看，这种损害使皮肤失去年轻时的弹性，变得起皱和下垂。同样的交联过程还会导致眼睛白内障。从内部看，交联导致动脉硬化和狭窄，这是心脏病发作和中风的危险因素。

还有一个破坏性的过程在进行中。

遭受过量葡萄糖的线粒体被迫更加努力地工作，用氧燃烧葡萄糖来产生能量。但是要记住，这种新陈代谢过程会产生自由基，从而损坏线粒体本身。线粒体的损坏是糖尿病症状之一——疲劳的原因。

该过程并不到此为止。过量自由基的作用（该过程称为氧化）导致细胞损伤和慢性炎症。正如我们经常看到的，慢性炎症直接导致丧失行动能力的疾病，如心脏病、阿尔茨海默病、胰腺和肝脏疾病，以及糖尿病。

这对人体是三重打击：过多的葡萄糖会使细胞异常（糖

化），产生过多的自由基，自由基又导致炎症，这是衰老的关键原因。所以，从事衰老研究的科学家们称这个过程为"炎性老化"（inflamm-ageing）就不足为奇了。

糖化的外部特征出现在将近 50 岁时。从这个年龄开始，积累下来的日晒损伤、环境氧化应激、激素的变化，以及晚期糖基化终末产物的不断发展，严重开启了衰老的进程。

减少和减缓糖化

虽然糖化作用不会完全停止，但它可以得到减少和减缓。显然，当务之急是减少糖分摄入，特别是要减少果葡糖浆的摄入。有研究表明，与葡萄糖相比较，果葡糖浆会使糖化速度提高 10 倍。

在美国，果葡糖浆的使用很普遍（由于有补贴的原因），在英国也有使用。它的标签上可能写的是 HFCS（high-fructose corn syrup，高果糖浆）、葡果糖浆，甚至是糖类代用品（isoglucose）。在饼干、冰淇淋、甜点、糖果、碳酸饮料、番茄酱，甚至在无脂调料和无脂酸奶中都能找到它的存在。

从积极的一面来看，绿茶[73]和葡萄籽提取物[74]都显示出可以减轻糖化过程，同时刺激了健康胶原蛋白的产生。

一种称为胰岛素样生长因子（IGF-1）的激素可以调节细胞生长，是葡萄糖感应的重要组成部分。精制的碳水化合物和糖可以提高胰岛素的水平，从而也提高了 IGF-1 的水平。

多项研究表明，IGF-1 的减少可以延长小鼠的健康寿命，并阻止癌细胞的生长[75,76]。

改善胰岛素敏感性并降低 IGF-1 水平的食物包括富含可溶性膳食纤维的豆类植物、豆子、燕麦、苹果、豌豆和柑橘类水果。其他食物包括胡萝卜（富含 β-胡萝卜素）、熟番茄（富含番茄红素）、亚麻子（植物性来源的奥米伽-3），十字花科蔬菜，如芽甘蓝、羽衣甘蓝和卷心菜，尤其是多酚类浆果，如树莓、蓝莓和黑莓。

姜黄素（姜黄的提取物）、生姜、迷迭香、洋葱和大蒜也是有助于显著改善胰岛素敏感性和 IGF-1 通道健康功能的食物[77]。

这里是二甲双胍的用武之地

二甲双胍是世界上最常用的处方药，用于治疗 2 型糖尿病。二甲双胍最初是从一种叫作法国丁香的植物中的化合物开发而来的。（其商品名称中有一种叫作格华止，即 Glucophage，意为"食糖者"。）

二甲双胍通过减少肝脏释放的糖量和改善人体对胰岛素的反应来降低糖尿病患者血液中的糖分。简而言之，二甲双胍改善了营养感应。

于是，可以推论，如果二甲双胍可以降低血糖水平，它就应该能够减少氧化应激反应（过多的自由基），能够减少糖化和炎症，这一切都能够增加健康寿命[78]。

对于这个推论也有证据支持。美国衰老研究联合会的科学主任斯蒂芬·奥斯塔德（Steven Austad）博士指出，服用二甲双胍的糖尿病患者，其心脏情况比不服用该药的要好。他们也更少患上与年龄相关性认知障碍，如阿尔茨海默病。

二甲双胍的支持者们认为，其原因是阿尔茨海默病患者的大脑中胰岛素的敏感性降低了。所以，增加其敏感性应当能够降低患病风险。

此外，由于对胰岛素的敏感性降低与炎症的增加相关，而大脑中的炎症与阿尔茨海默病相关，二甲双胍可能有能力减缓或者阻止与年龄相关性认知下降有关的疾病。糖尿病患者如果服用二甲双胍，那么得癌症的概率也较低。

科学家们相信这种药在线粒体中起作用。奥斯塔德教授说，二甲双胍可以使这些微型发电厂更有效地运转，从而减少了自由基的释放。他还说，胰岛素敏感性的激活模仿了低热量饮食的效果，很多研究人员指出，这可以延长实验室动物的寿命。这就是为什么阿尔伯特·爱因斯坦医学院衰老研究所的尼尔·巴兹莱（Nir Barzilai）教授在 2019 年公布了一项试验，名为 TAME（Targeting Ageing with Metformin，意为用二甲双胍抗衰老）。

那么，我们都要服用二甲双胍吗？不必要。

首先，它是处方药，除非你的医生给你开了处方，否则你很难得到。

其次，服用二甲双胍的主要目的是通过改善人体处理胰岛素的方式，即改善胰岛素敏感性，来降低血糖／葡萄糖水平。正如我们前面看到的，这个目的也可以通过多种食物和减少热量来达到。

再次，虽然二甲双胍还针对了其他三个营养感应通道（我们后面将要讨论），但是，其拥护者也承认："迄今为止，还没有证据证明对人类有这样的作用。"于是，就做了 TAME 试验[79]。

最后，2019 年发表在《衰老细胞》（*Aging Cell*）杂志上的一项研究发现，二甲双胍似乎减少了运动的有益效果。这很重要，因为运动本身已被证明是能减少胰岛素抵抗的非药物方法。

让 53 名身体健康但是习惯久坐不动的非糖尿病男女服用二甲双胍，而规模相似的对照组只服用安慰剂。两个小组都进行为期 4 个月的项目，每周 3 次跑步机或自行车锻炼，每次 45 分钟。

毫不奇怪，试验结束的时候，所有志愿者都获得了很好的有氧健身效果。但是，服用二甲双胍的小组胰岛素敏感性改善情况远不及服用安慰剂的对照组。而且，出乎意料的是，只有服用安慰剂的对照组的线粒体健康状况有了显著改善。二甲双胍似乎以某种方式阻碍了预期中对于线粒体性能的改善[80]。

有证据表明，长期使用二甲双胍会导致 10% 的患者出现维生素 B$_{12}$ 的缺乏[81]。

因此，建议长期服用二甲双胍的人定期检查其维生素 B$_{12}$ 的状况，并且根据检查结果服用维生素 B$_{12}$ 补充剂。维生素 B$_{12}$ 缺乏会导致神经性疾病、贫血和 DNA 合成困难。

小檗碱：有与二甲双胍相同的作用吗

小檗碱是一种黄色的生物活性化合物，存在于几种小檗科属植物中，包括脉叶十大功劳、小檗、北美黄连和树姜黄。

《美国医学图书馆》（*US Library of Medicine*）在 2008 年发表的一项研究中，将 36 名成年 2 型糖尿病患者随机分配服用二甲双胍或者小檗碱。结果显示，两者在降低血糖方面均表现良好，小檗碱在降低血脂和"抑制脂肪储藏"方面略胜一筹。该研究的首席科学家得出如下结论：

"（小檗碱）可以作为治疗 2 型糖尿病的备选新药。[82]"

尽管 36 个受试者是很小的样本，但小檗碱已经在中国成功用于治疗糖尿病数百年。上海糖尿病研究所 2012 年的一项研究证实，小檗碱能够降低血液中的葡萄糖和胰岛素，并且增强胰岛素的敏感性[83]。

糖尿病患者应当注意，小檗碱表现出具有强力持久的降低平均血糖水平标记物 HbA1c（糖化血红蛋白）的能力。

但小檗碱的缺点是其生物利用度很低，导致有效剂量很高。与二甲双胍相比，更加缺少长期安全性的数据。

对于二甲双胍的保留意见同样适用于小檗碱，即改善的饮食应该能够降低血糖水平和改善胰岛素敏感性，这也是二者寻求达到的目标。

强调一点，孕妇不能服用二甲双胍或小檗碱。

2. mTOR 营养感应通道

mTOR 是一种酶和第二个关键的营养素传感器，是我们的四个"油量表"之一。（酶是一种蛋白质，可以加速其他生化过程的效果。）在控制细胞生长、增殖和寿命中起着重要作用。

加利福尼亚大学戴维斯分校也对 mTOR 做了重大研究，研究人员评论说：

"mTOR 是童年时期生长的引擎，也是成年时期衰老的引擎。"

年轻的时候需要 mTOR，因为那时候需要细胞增殖并成长。但是在生命的后期，细胞增长需要慢下来并稳定住。这时候，高水平的 mTOR 就不合适了。

大卫·萨巴蒂尼（David Sabatini）是麻省理工学院的生物学教授，也是世界上营养素感应研究的领军人物。2017 年他在描述 mTOR 通道的重要性时说：

"我们现在知道一个通道，即 mTOR 通道，是动物生长过程中主要的营养敏感性调节剂。在生理、代谢、衰老过程和常见疾病中起着关键作用。

"mTOR 通道在大量细胞过程中均被激活，一旦解除调节（即解除限制时），结果是导致衰老、癌症、神经系统病、癫痫和糖尿病的发生率增加。[84]"

如果高水平的 mTOR 刺激细胞增长，可想而知它也许会与癌症的风险相关，因为癌症的一个标志就是细胞快速无限制增长。

研究确实证明了这一点，在几乎 100% 的人类晚期前列腺癌病例中，mTOR 都被过度激活，以非常高的数量存在。同样，在乳腺癌组织中，在肺和脑的癌瘤中都发现了较高水平的 mTOR，似乎与较差的生存率有关。

简而言之，如果减少 mTOR，就减少了癌症风险，增加了长寿的机会。

这还因为，mTOR 在自噬中起着关键作用。自噬是衰老的或受损的细胞在释放造成炎症的毒素之前被人体吸收，并循环利用的过程。

那么，如何把 mTOR 降低到安全水平呢

关键问题是要明白，mTOR 能感知人体内可以利用的氨基酸量，并指示要产生多少蛋白质来响应。当 mTOR 探知到氨基酸充分的时候，它就会指导人体构建细胞——这就是合成代谢反应。

当它受到抑制的时候，就进入保护模式，细胞分裂减少，衰老或受损细胞成分被重新利用以维持能量并延长生存期。这就是分解代谢反应，它加快了自噬。

这就是进化系统的一部分，当食物，特别是蛋白质稀缺的时候，它保护了我们的祖先，抑制 mTOR 通道，使他们能够生存下来。

因此，对细胞的轻度挑战可以激活长寿基因。这就是为什么长寿研究人员认为，间歇性禁食、短时间暴露在高温或者极寒的环境，以及运动是健康衰老的关键。它们提供了适当水平的轻度压力（挑战），并激发人体进入保护和修复模式。

关于 mTOR 的更多信息

mTOR 是 mammalian target of rapamycin（哺乳动物雷帕霉素靶蛋白）的缩写。它根据营养、能量水平和压力来调节蛋白质的发育和细胞的生长。

雷帕霉素最初是从复活节岛（也叫作 Rapa Nui）的土壤样本中分离出来的。随后，人们发现雷帕霉素具有免疫控制特性，被用

作器官移植后预防排异反应的药物。由于雷帕霉素还抑制哺乳动物的细胞增殖，现在正在研究把它用作抗癌新药。

那么，由于雷帕霉素已经用于延长酵母、果蝇、小鼠和（最近发现的）狝猴的寿命，我们是不是可以像某些长寿研究人员一样，期待着把雷帕霉素作为长寿的新药呢？

现在还没有定论。临床试验仅仅显示雷帕霉素对人类有一定效果。但是，雷帕霉素衍生药物的副作用包括高血压、胆固醇水平增高、可能的葡萄糖耐量异常、发热，以及潜在的白内障和恶心。

目前，围绕着雷帕霉素的研究主要集中在如何减轻其副作用方面。公平来说，这些产生副作用的人本来就有严重的健康问题，并且通常与其他药物混用。然而迄今为止，研究人员还不知道相同的副作用会不会发生在只服用该药的健康人身上。但是，既然有天然的替代品，谁还会去冒险试验呢？

抑制 mTOR 的食物

食物也可以是 mTOR 抑制剂。加利福尼亚大学戴维斯分校综合医学创始主任罗莎娜·奥利维拉（Rosane Oliveira）博士最早把 mTOR 形容为"衰老的引擎"，她的一篇文章很好地说明了这一点：

"影响 mTOR 的因素之一似乎来自于亮氨酸（leucine），在动物性食品中（例如乳制品、肉、鸡肉、鱼类和蛋类）含量很高。

"因此，想要降低你的亮氨酸摄入（和 mTOR 水平），就要限制动物蛋白的摄入量，甚至最好采用植物性饮食。[85]"

其他研究证实，植物性饮食可以降低 mTOR 活性，是天然的 mTOR 抑制剂。根据加利福尼亚大学戴维斯分校的研究结果，最好的天然 mTOR 抑制性食物包括十字花科蔬菜（例如西蓝花）、绿茶、大豆、姜黄（姜黄素）、葡萄、洋葱、草莓、蓝莓和杞果。

这些食物也是"蓝色地带"饮食的主角，并非偶然。

对于大多数人而言，减少动物蛋白的摄入（而不是减少热量）是降低 mTOR 水平的一种更简便方法。

增加植物蛋白还有其他两个原因。

在减少动物蛋白的消耗时，同时也降低了 IGF-1（胰岛素样生长因子）的水平。我们已经知道，IGF-1 是一种像 mTOR 一样的细胞生长激素，精制碳水化合物和糖肯定会提高胰岛素水平，也会提高 IGF-1 的水平。研究表明，IGF-1 的减少会阻止癌细胞的生长。

类固醇激素 DHEA

人体最丰富的类固醇激素是 DHEA（dehydroepiandroste-rone，脱氢表雄酮），它有助于产生其他激素，包括睾酮和雌激素。在我们 20 多岁的时候，DHEA 处于最高水平，随着年龄的增长而下降。这就与衰老、心脏病和抑郁症相关联 [86]。

所以，提高 DHEA 的水平应当是抗衰老总体计划中的一部分。

结果是，有人把 DHEA 当作补充剂来使用。但是，没有证据证明这是有效的，甚或是安全的 [87]。反之，罗莎娜·奥利维拉（Rosane Oliveira）博士证实，遵循她的建议，采用以植物为主的饮食，与肉食相比，短短的 5 天之后，DHEA 的水平就会提高 20%。

热量限制

已经证明，规律的热量限制（很多研究人员将其简称为 CR，即 calorie restriction 的缩写）可以使几种短命动物（包括研究人员最喜欢使用的秀丽隐杆线虫、果蝇和小鼠等）的寿命持续显著增加 [2]。

但是，为了多活几年而长期忍饥挨饿并不是我们大部分人乐于进行的交易。

幸运的是，减少热量摄入还有一些不太极端的方式。对有些人来说，间歇性的热量限制或称作间歇性禁食（intermittent

fasting，IF）是可以忍受的。

有多种方法进行间歇性禁食，其中一个我们已经提到，就是每月有连续 5 天的时间，每天限制摄入约 900 卡热量。

另一个是将进食限制在 8 小时之内，例如每天上午 10 点到下午 6 点，剩余的 16 小时不得进食，因此，称之为 16 ∶ 8 法。

再一个是每周有连续 24 个小时完全禁食。

莱顿大学医学中心的 M.A. 韦恩加登（M A Wijngaarden）领导的一项研究发现，间歇性禁食会诱发"快速代谢适应"，可以抑制某些基因，激活营养感应机制。

这样，又有助于细胞修复，减少自由基（氧化）损伤和炎症，甚至可能有助于预防癌症 [88]。

间歇性禁食在动物研究中的成功与以下事实密切相关：它降低了体内胰岛素的水平并提高了胰岛素的敏感性。

对于很多遵循了间歇性禁食方案的人们来说，他们的目标是减肥，而且是只能在医生的指导下进行。对于那些仅以延缓衰老为目标的人，我们将在第十五章中提出一种减少热量摄入的替代方法，该方法更容易被接受。

应当注意到，人类研究中的热量限制方法包括减少食物中的能量摄入，但同时保持最佳营养摄入。这意味着要用全面的营养补充剂来支持热量限制。

3. AMPK 营养感应通道

AMPK（AMP-activated protein kinase，AMP 活 化 蛋 白激酶）是另一种蛋白质，也是第三种营养传感器。它是每个哺乳动物细胞中都有的"燃料传感器"。它可以检测细胞中的能量水平

（ATP 分子的数量），而且是能量平衡的主要调节器。

AMPK 可以感知到你是否缺乏营养源，或者你是否处于禁食或半禁食状态。如果是的话，AMPK 会增加使用葡萄糖和脂肪酸以产生能量，减少高耗能的蛋白质生产，进入保护模式。

请记住，你希望葡萄糖能够被身体利用，这样，多余的葡萄糖就不会留在血液中。你希望能定期进入保护模式，这样可以促使细胞修复，这对健康衰老很重要。

相反的是，由于自由基的损害，AMPK 变得不太敏感，导致的结果是自噬减少（无法充分清除破损的细胞），积累了更多的脂肪，并加剧炎症。

因此，与有时须要抑制 mTOR 不同，你须要激活并增加AMPK。

但怎么增加？到目前为止，我们所知最有效的方法就是运动[89,90]。

正如我们所看到的，运动还可以改善胰岛素敏感性和积极的基因表达。反之，运动不足与 AMPK 降低密切相关，导致相应的各种疾病的增加，包括 2 型糖尿病、冠心病、阿尔茨海默病、结肠癌和肝癌。仅仅卧床 7 天就会导致葡萄糖不耐症，增加胰岛素抵抗。

暴饮暴食会抑制 AMPK，而能降低血糖的热量限制，可以增加AMPK 的活性。这样做，至少可以延长短寿动物的寿命。因此，减少热量至少应当能够提高 4 个主要代谢调节器其中之一的敏感性。

有些食物可以间接增加 AMPK 的活性，包括可溶性膳食纤维食品（燕麦、苹果、豌豆、豆类）和富含多酚的水果，尤其是浆果。增加 AMPK 水平的营养素包括绿茶提取物、姜黄素、奥米伽 –3 和大豆中的染料木黄酮。

4. 去乙酰化酶感应通道

第四个营养传感器我们已经在前面谈到过，就是去乙酰化酶基因和蛋白质。著名衰老研究专家伦纳德·瓜伦特（Leonard Guarente）在与别人合著的一篇综述里证实：

"去乙酰化酶的作用是减缓衰老和与衰老有关的各种疾病，包括代谢疾病、癌症和神经系统变性疾病。[91]"

去乙酰化酶会检测到何时能量水平降低，并"呼吁"增加NAD+。当 NAD+ 增加时，DNA 的修复机制就会改善，我们在第二章中就看到了这一点。

去乙酰化酶还有助于控制"分解代谢"，意思是对细胞进行必要的解构，从而为新细胞提供所需要的物质。

这样，去乙酰化酶的活性的增加模仿了热量限制的作用，产生保护效应而促进健康衰老，并且延长了寿命——至少在小鼠身上如此。

去乙酰化酶的其他激活剂包括白藜芦醇和槲皮素等多酚、橄榄油、绿茶、姜黄、烟酰胺形态的维生素 B_3、大豆异黄酮，可能还有奥米伽–3，这些基本上与能够激活 AMPK 的食物相同。此外，二甲双胍、阿司匹林也被认为是去乙酰化酶的激活剂。

【本章小结】

本章绝对具有挑战性！对于延缓衰老至关重要。小结如下：

• 下调胰岛素感应（IGF–1）和 mTOR 可以促进健康长寿。

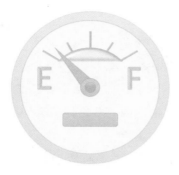 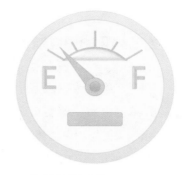

降低胰岛素感应　　　　　　　降低 mTOR 活性

下调 IGF-1 和 mTOR

- 反之，上调 AMPK 和去乙酰化酶的活性同样支持健康长寿。

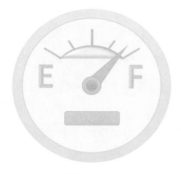 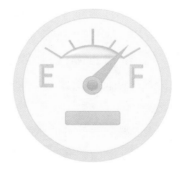

增加 AMPK 活性　　　　　　　增加去乙酰化酶活性

上调 AMPK 和去乙酰化酶

- 所有四种营养感通道均会增加自噬，这意味着衰老细胞在其毒素污染其他健康细胞质之前已经被清除和消耗掉。

自噬不仅在僵尸细胞产生伤害之前就把它们清除，还会把它们分解，作为新健康细胞的原料被重新使用。

这个循环使用过程非常重要，哈佛大学和伦敦大学学院的首席健康衰老专家们总结道：

"增加自噬过程是所有最重要的……抗衰老干预措施的共同特征。[92]"

因此，理想的健康衰老策略应当是改善所有四个营养感应通道的功能。

- 还记得那些蓝色地带在哪里吗？你会看到，地中海饮食中包括富含多酚的水果和蔬菜、可溶性膳食纤维、植物蛋白、红酒和橄榄油。
- 亚洲饮食中，含有很多来自大豆的大豆异黄酮，喝绿茶的人也很多。很多亚洲人直到老年还保持着体力活动。这些因素都改善了营养感知。
- 人类的挑战与成功之间的关系令人震惊。理查德·布兰森（译者注：Richard Branson，英国亿万富翁，维珍集团的创始人，就是最近乘坐自己公司的火箭进入太空旅游的那个）等成功企业家中，有超过平均数水平的人患有阅读障碍[93]。很多其他成功人士早期的家庭生活困难，经济拮据。挑战给他们带来决定性的回报，是他们以后成功的关键因素。
- 相应地，偶尔的挑战也对人体产生积极的影响，增加了健康和寿命。这就是为什么偶尔的冷热冲击（想象一下冷水淋浴）、热量限制和运动都可以改善营养的感应，进而改善健康。

第八章　让细胞们互相交谈

你需要让细胞喋喋不休地"说话"，因为细胞必须通过化学信号互相持续地沟通才能维持健康。

例如，胰脏检测到你吃了东西，它就会释放胰岛素，告诉身体里的其他细胞从血液中清除葡萄糖。如果这种信号被混淆了或者没有达到它的目标，血糖就会上升到有害水平，从而导致糖尿病前期的状况。

我们在上一章看到，细胞通信是人体对环境、营养和活动水平做出反应的基础。清晰的细胞通信是四种营养感应通道的核心，而这四种通道又对延长健康寿命起着关键作用。

细胞也需要感知彼此的边界，否则细胞的完整性就会受到损害。如果发生这种情况，细胞分裂就会出错，细胞生长就会失控，这都是癌症的标志。

细胞通信错误与多发性硬化有关，这是一种大脑神经细胞周围的保护鞘被破坏的疾病。因此，受影响的神经细胞再也不能将信号从大脑的一个区域清晰地传输到另一个区域。较差的细胞通信也与其他自身免疫病如 1 型糖尿病、炎性肠病和银屑病密切相关。

人体的免疫系统同样需要对外来病原体进入血液的信号做出快

速反应，否则感染性疾病就会发生。但这种能力会随着年龄的增长而下降。

在第二章中，我们引用了哈佛大学大卫·辛克莱尔教授对衰老的定义：

"衰老是生命中一遍又一遍地复制细胞时丢失信息而导致的。"

这有点像孩子们的游戏，当你小声地对某人说一个句子，他会小声地讲给下一个人，下一个人也会小声地传下去……最终，原始的信息会被打乱和破坏。

同样，当细胞间或细胞内的信息被阻塞或被扰乱时，结果就是带来损害和加速衰老。事实上，大多数疾病都至少有一种细胞通信中断。

这就是为什么糟糕的"细胞信号传递"是衰老的另一个标志。所以，我们需要恢复细胞间的通信。

细胞通信障碍

《衰老标志》（*The Hallmarks of Aging*）[1]的原文中，作者列举了导致细胞无法正常交流的原因。

一个主要原因是"炎性老化"，这种持续的、低水平的炎症是衰老的主要原因。它是由多种因素造成的，包括：

- 衰老细胞不能被清除。
- 血糖水平升高、2型糖尿病和肥胖；
- 干细胞的生产被阻止。
- 免疫功能下降，无法清除感染原，从而引发更严重的炎症。
- 生长激素自然的年龄相关性下降，这也会导致骨骼脆弱、肌肉无力、能量水平降低和新神经元生长减少。

- **去乙酰化酶活性降低。**

从如上所列可以看到，衰老的许多标志是相互关联的。但我们也看到了正确的食物、营养、增加运动和减轻压力是如何抵消这么多威胁的。

人生长激素（HGH）

顾名思义，人生长激素（human growth hormone，HGH）在生命早期最具影响力，到 30 岁左右开始下降。

通常在运动后和睡眠时，HGH 会在短时间内从脑垂体释放。HGH 间接影响人体的新陈代谢，并与我们提到过的另一种激素 IGF-1 一起作用，帮助骨骼和肌肉的生长。所以低水平的 HGH 意味着身体脂肪的增加和肌肉的减少。

充足睡眠 7 ~ 8 个小时对于优化 HGH 水平非常重要 [94,95]，还需要足够的蛋白质摄入和锻炼。高强度运动似乎会使 HGH 产生最大的暴发 [96]，蒸桑拿时也是如此 [97]。

我们知道，间歇性禁食有助于提高 HGH 水平，这又是一个说明两者之间关系的例子。为什么？因为在这个时期你的血糖水平很低，这意味着胰岛素很低，因而促进了 HGH 的释放。

恢复细胞通信

细胞通信混乱的主要原因之一是我们已经遇到的一个问题——细胞衰老。应当记住，如果细胞没有完全死亡，没有作为新细胞被重新利用，它们就会变成衰老细胞或僵尸细胞。

此刻，它们散发出炎症毒素，促使邻近细胞衰老，这个过程被称为"炎症老化"。继而，炎症老化是肌肉萎缩、心脏病和中风的关键原因，与阿尔茨海默病密切相关。

因此，利用我们在第一章中发现的策略，用衰老细胞裂解剂和自噬清除衰老细胞，是恢复和维持细胞间清晰通信的最佳途径之一。

《衰老标志》（*The Hallmarks of Aging*）这篇论文的作者建议，既然炎症是导致细胞通信不良的关键因素，那么就应该考虑每天服用低剂量的阿司匹林。

发表在《细胞》（*Cell*）杂志上的一篇论文标题很有趣:《衰老、再生和表观遗传重新编程：重新设置衰老时钟》（*Aging, Rejuvenation and Epigenetic Reprogramming: Resetting the Aging Clock*）[98]，详细说明了细胞内 DNA 损伤的积累也是导致细胞无法正常交流的一个因素。好消息是，我们已经看到（在第二章中）如何使用一系列植物营养素和多酚促进 DNA 自然修复。

不间断的细胞通信依赖于最佳水平的全系列维生素、矿物质的供应，以及富含多酚的饮食。奥米伽 –3 脂肪酸对创造有弹性的细胞膜特别重要，它们直接影响细胞通信的清晰。

胆碱和肌醇是另外两种膳食化合物，也是细胞膜的重要组成部分，它们支持健康的细胞通信。

肌醇帮助信号穿过细胞膜。它存在于豆类、全谷物和小麦或糙米等谷物麸皮中。肌醇摄入越多，患癌症的风险（尤其是结肠癌）就越低。

胆碱是构成细胞膜中称为磷脂的一种重要脂质（脂肪）的必要成分。良好的胆碱膳食来源包括鸡蛋、肉类、家禽、鱼、花生和乳制品。

由于细胞在它们的通信中使用蛋白质作为信使分子，食用的蛋白质质量对于支持健康的细胞膜和细胞信号传递是很重要的。

最后，我们已经看到，对人体来说，能够感知可利用的营养物质的质量和数量是多么重要，而细胞信号传递是实现这个过程的媒介。

万物皆有联系！

【 本章小结 】

- 改善细胞交流的方式依赖于各种维生素和矿物质处于最佳水平。
- 再说一次，植物多酚是至关重要的，就像奥米伽 -3 一样，你应该在饮食中确保胆碱和肌醇处于良好水平。
- 如果医生允许，也可考虑使用小剂量的阿司匹林。

第九章　为体内蛋白质"塑形"

　　我们通常认为蛋白质是食物的一部分，但我们的身体也生产数千种不同的蛋白质。蛋白质完成体内的大部分工作。它们传输信号，在身体各处输送氧，制造胶原蛋白等结构，产生免疫抗体，并读取存储在 DNA 中的遗传密码。

　　蛋白质可以折叠形成特定的形状，它们的功能取决于其独特的形状。因此，如果蛋白质发生错误折叠或畸形，它们就不能正常工作，导致器官功能失调，大脑活动受损，骨骼变弱，免疫功能下降。

不稳定的蛋白质是第 9 个衰老标志

　　不幸的是，蛋白质的形成是一个复杂的、容易出错的过程。人体内有一种机制，它试图保持蛋白质的生产稳定，不出现错误或缺陷。这种机制有一个颇为迷人的名字，叫作"伴侣分子"（chaperones）。伴侣分子检查蛋白质的质量，必要时，以正确的方式重新折叠它们。

　　然而，随着时间的推移，这种机制本身会累积错误，使人体产生太少或太多的蛋白质。它们也可能发生错误折叠，错误折叠的字面意思是弯曲变形。

功能失调的蛋白是囊性纤维化、帕金森病和白内障的幕后推手，也是阿尔茨海默病中 T 蛋白缠结和淀粉样斑的原因。

是什么引发了这些错误？ DNA 突变、自由基损伤、细胞信号传导错误，以及清除衰老细胞的自噬过程失败，这些都与此有关，你一定不会感到惊奇。

另外，环境毒素和营养不足也是造成这种情况的因素 [99]。

对抗不稳定蛋白质

为了修复错误折叠的蛋白质，我们须要：

- 首先要防止蛋白质错误折叠。
- 或者支持伴侣分子的折叠操作。
- 或者激活清除有缺陷的蛋白质，即鼓励自噬。
- 或者对抗对蛋白质有毒的情绪和环境压力。

预防和减少蛋白质错误

2013 年，佛罗伦萨大学对天然食品化合物如何有助于防止蛋白质错误进行了全面的评价 [100]。2018 年，巴西圣保罗的坎皮纳斯大学再次进行了评价 [101]。

这些荟萃研究指出，多酚（尤其是下面列出的那些）是一种天然的、有效的防御蛋白质错误折叠和有缺陷蛋白质聚集的物质。

这种聚集涉及淀粉样物质，是一种蛋白质的黏性堆积。它是阿尔茨海默病中的淀粉样斑，聚集在脑细胞之间并破坏细胞功能。鲜为人知的是，淀粉样斑会在心脏中形成，也是心脏病的原因之一。

淀粉样蛋白还存在另一种危险：它们一旦聚集在一起，就会分泌毒素，进一步损害组织，尤其是大脑组织，这一过程称为神经毒性（neurotoxicity）。

主要的多酚被认为有助于保持蛋白质的正常功能。

绿茶

绿茶多酚 EGCG（epigallocatechin-3-gallate，科学家们为什么使用这么绕口的术语？）是绿茶中最丰富的多酚。它既能防止淀粉样物质的形成，又能与错误折叠的蛋白质结合，从而将其从体内清除。

为了使绿茶多酚在人身体系统中发挥最大作用，佛罗伦萨大学的研究确定了服用绿茶提取物的理想时间，是在一夜的禁食之后，与维生素 C 和能补充奥米伽 -3 脂肪酸的 1000 毫克鱼油一起服用。这些似乎提高了 EGCG 的生物利用度和有效性[102]。

一项针对日本老年人的研究表明，绿茶的摄入量越高，患认知障碍的比率越低。

奥米伽 -3

其他研究已经证实奥米伽 -3 对于保护脑细胞（神经元）周围的脂肪膜非常重要。

尽管鱼油中的奥米伽 -3 代谢更好一些，但也可以从坚果（尤其是核桃）、奇亚籽和亚麻子中得到一种叫作 α - 亚麻酸的奥米伽 -3。

姜黄素

姜黄素是姜黄中的活性成分，具有抗炎、抗氧化和预防癌症的特性。

密歇根州立大学最近的一项研究表明，姜黄素还支持蛋白质的正常折叠，也可以防止它们聚集在一起[103]。正如其他研究人员提醒我们的那样，这种聚集现象是"帕金森病的第一步"[104]。

人口统计学支持姜黄素对大脑健康的作用。与美国和英国相比，印度年龄相关性阿尔茨海默病发病率要低 75%，因为咖喱中含有姜黄，而且老年人食用咖喱能够改善认知功能。所以，快去吃咖喱吧！

葡萄籽提取物

葡萄籽提取物听起来像是一种边缘的膳食补充剂。事实上，葡萄籽提取物是包括白藜芦醇在内的多酚的丰富来源。有数百项研究支持葡萄籽提取物是健康老龄计划的要素[105,106]。

葡萄籽多酚含量高意味着它既是一种抗炎剂，也是一种抗氧化剂，有助于减少低密度脂蛋白胆固醇（有害胆固醇）的氧化。这是一种重要的保护，因为低密度脂蛋白胆固醇的氧化在动脉粥样硬化和动脉脂肪斑块的形成中起着重要作用[107-109]。

葡萄籽提取物也被证明有助于改善血液流动，从而降低血压。最近的一项研究表明，它甚至可能在预防结直肠癌方面发挥作用[110]。

葡萄籽提取物富含两种重要的保护大脑的多酚：白藜芦醇和没食子酸（gallic acid）。两者都有助于防止蛋白质的聚集。正如我们所见，错误形成的蛋白质团块释放毒素，因此，葡萄籽提取物有助于减少大脑中的毒性[111,112]。

槲皮素

这是另一种多酚，存在于许多蔬菜类食物中，包括茶、洋葱、大蒜、苹果、樱桃、可可和红酒。

在对 39 种黄酮类化合物进行的研究中，发现槲皮素具有很强的抑制 β - 淀粉样蛋白结块的能力。非瑟酮也有类似的效果（还记得草莓中的非瑟酮对清除"僵尸细胞"的强大作用吗？）。槲皮素也被认为可以激活 AMPK 信号通道[113]。

特级初榨橄榄油

特级初榨橄榄油含有许多有益的多酚，其中两种在体外和体内的试验中都具有阻止淀粉样聚集及其毒性的作用[114,115]。

佛罗伦萨大学关于多酚和健康大脑老化的荟萃研究得出结论，在小鼠体内补充一种橄榄油多酚（橄榄苦苷）"极大地提高了它们的认知能力"；斑块沉积"显著减少"，并且引发了"强烈的自噬反应"[116]。

还有草药

健康研究人员在寻找有助于防止蛋白质折叠错误，从而促进健康长寿的天然化合物时，会使用几种草药，包括迷迭香、牛至、鼠尾草、百里香和胡椒薄荷。

你一定会注意到，地中海饮食富含特级初榨橄榄油、红酒、香料、浆果和芳香植物，尤其是迷迭香。所有的蓝色地带饮食都富含多酚。

支持伴侣分子

我们已经了解到，伴侣分子是使错误折叠蛋白正常化的机制[117,118]。热激蛋白（heat shock proteins）本质上是伴侣分子。他们寻找受损的蛋白质，并帮助确保这些蛋白质能被迅速回收利用[101]。

某些活动会挑战我们的细胞，包括中等强度的锻炼，短期的热量限制，或暴露在低温或高温下[119]。作为对这些挑战的回应，热激蛋白的活性会增强一段时间以进行代偿。正如我们所注意到的，生物学上的挑战，就像生活中的一样，可以激发出你最好的一面。

由于衰老基本上是未修复的损伤的累积，人们会期望增加热激蛋白的活性，以进行蛋白质修复，进而转化为更长的健康寿命。动物模型和群体研究都证实了这一点。

那么，经常洗桑拿浴的芬兰人会活得更长久吗？2015年发表在《美国医学协会杂志》（*Journal of the American Medical Association*）上的一篇文章很有趣，他们的回答是"确实如此"[120]。

他们总结说：

　　"桑拿浴频率的增加与冠心病风险和各种病因死亡率的降低有关。"

　　反之，高脂肪饮食和肥胖都会降低热激蛋白的活化。

　　多运动或少进食的人，只要他们仍能获得最佳水平的微量营养素，其自我修复系统就更有效，他们就会活得更长久。

从内到外让人看起来年轻的方法

　　你的身体（主要是）用什么方法保持其形态光鲜的？

　　这就是细胞外基质（extra-cellular matrix，ECM）的作用。细胞外基质是一个由胶原蛋白、弹性蛋白和其他在细胞外形成的纤维组成的网络。你可以把它想象成一个纱网或渔网。

胶原蛋白的重要作用

　　胶原蛋白是人体中最丰富的蛋白质，是皮肤、头发、指甲、角膜、血管内壁和身体其他结缔组织的关键成分。

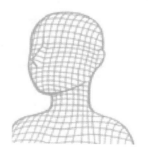

　　胶原蛋白（collagen）这个词来源于希腊语"kolla"，意思是"胶水"。所以，胶原蛋白是"胶水"的一部分，它能把人的身体粘

合在一起。

但胶原蛋白的产量从 30 岁左右开始下降。进入更年期后，随着吸烟和紫外线造成的光老化，男性和女性的下降速度都在加快。视觉上的结果就是产生皱纹，皮肤的弹性减少，皮肤的水结合性能降低。所有这些导致了抗衰老护肤霜和类似产品的过剩，它们又被称为"瓶子中的希望"。

护肤霜可以暂时在外部滋润皮肤，但研究人员普遍认为，胶原蛋白分子太大，无法穿透皮肤。所以，使用含有胶原蛋白的乳霜并不会增加胶原蛋白水平。

此外，由于胶原蛋白是一种蛋白质，它不能以整体的形式被消化吸收，就像我们吃的其他蛋白质一样，它们需要在胃里分解。所以，尽管一些产品声称有效，你却不能靠吃胶原蛋白来制造胶原蛋白。

然而，你可以期待采取行动来减少蛋白质错误，这将有助于减缓胶原蛋白的流失——因为胶原蛋白是一种蛋白质。因此，确切地说，这样能表现出更好的肤色。

这种由内而外的保养肤色、保持皮肤年轻的方法还可以得到进一步改善。

首先，你可以采用以抗氧化食物和混合类胡萝卜素等营养素为特色的饮食，以帮助减少自由基对细胞外基质和皮肤的损害。

其次，你可以减少糖化。记住，糖化是血液中的糖与蛋白质的结合，导致晚期糖基化终末产物（AGEs）的形成。它们使得蛋白质纤维产生交联，因此，也增加了其硬度和刚性。这不仅发生在皮肤上，也发生在动脉中，这意味着糖化也有导致心脏病的风险。

我们还需要做更多的事情来保护细胞外基质和皮肤，这样做就会降低患癌症的风险。

基质金属蛋白酶（MMPs）和细胞外基质（ECM）

卡洛斯·洛佩斯·奥丁（Carlos Lopez-Otin）领导的团队撰写了开创性的论文《衰老标志》（*The Hallmarks of Aging*），他也是 2017 年的论文《基质金属蛋白酶在衰老中的作用》（*The role of matrix metalloproteases in aging*）的合著者 [121]。

蛋白酶是一种增加蛋白质分解速度的酶。基质金属蛋白酶（matrix metalloproteases，MMPs）是一种特别危险的酶。它们通过破坏细胞外基质（ECM）的组织来促进衰老，其外部结果是皮肤损伤。

MMPs 还对干细胞产生不良影响，加速衰老细胞的发展。这导致身体的老化和神经系统变性疾病的发展。

如果这还不够糟的话，MMPs 还在关节炎、心血管疾病中起着直接作用，在癌症中也是如此。

如果癌细胞处于休眠状态，它们只是潜在的危险。只有当它们扩散转移时，它们才会构成对生命的威胁。癌细胞也（间接）产生 MMPs，其本质是通过在细胞外基质上造成孔洞使之降解，从而打破了阻止癌细胞的屏障，使其得以发展和扩散 [122,123]。

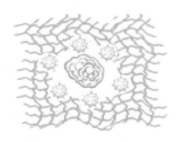

因此，我们需要保护细胞外基质不受 MMPs 的影响。这是许多正在进行的药物研究的目标 [124]，但天然化合物肯定会有帮助。

消除 MMPs 的危险

MMPs 并不只有一种类型。它们是一个至少有 26 个成员的家族。

研究[125,126] 表明，一些最有效的 MMP 抑制剂是姜黄素、绿茶提取物、染料木黄酮（大豆异黄酮的一种关键营养成分）、白藜芦醇、烟酰胺、齐墩果酸（主要存在于橄榄、橄榄叶和越橘中）、奥米伽 −3 鱼油和褐藻中的几种海洋多酚[127]。

这些天然化合物中的某些化合物会比其他几种更好地抑制某些类型的 MMPs，因此，这些营养素的协同作用最好，应该联合使用。

一组 MMP 抑制剂——包括葡萄籽和越橘提取物在内的原花青素黄酮类化合物——似乎起到了保护细胞外基质纤维的屏障作用。

再说一遍，胶原蛋白是一种存在于指甲、头发和角膜中的蛋白质。因此，抑制 MMPs 的综合计划不仅能保护视力，还能改善头发和指甲的外观。

人们在使用我们推荐的延缓衰老计划时，通常会首先注意到这些。

这是内部结果的外部表现。

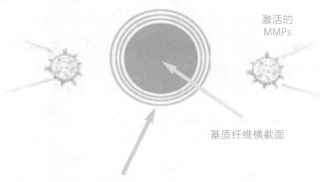

激活的
MMPs

基质纤维横截面

原花青素黄酮类化合物包裹并保护基质纤维

支持细胞外基质

维持细胞外基质（ECM）的内部结构不仅是为了保护它免受自由基、糖化和 MMP 的攻击。和所有组织一样，ECM 也会不断磨损，需要修复。但如果磨损率超过修复率，它就会恶化。

提高修复率取决于膳食中的各种维生素、矿物质、多酚和蛋白质中的氨基酸。它还需要充足的氨基糖，其中最重要的是葡糖胺（glucosamine）。人体可以制造葡糖胺，但随着年龄的增长，其生产速度会下降，其中一个结果就是伤口愈合速度变慢。

因此，任何减少皮肤和 ECM 老化（以及总体上延缓衰老）的措施都应该包括补充葡糖胺。这意味着它还必须包括维生素 D_3 和 K，它们是确保葡糖胺被正确利用的辅助因子。还要加上维生素 C 和锌，用于胶原蛋白和弹性蛋白的合成。

大多数人都熟悉葡糖胺是一种治疗关节炎的补充剂。关节炎是磨损快于修复引起的另一个问题。

最后，说说大脑中的蛋白质

大脑特别容易受到氧化应激和自由基损伤，因为它的脂肪含量超过 60%。大脑也消耗大量的氧，虽然它只占体重的 3%，但它消耗了摄入氧气的 20%。它同样消耗大量的葡萄糖，你应当还记得燃烧氧和脂肪会产生自由基。

因此，通过抗氧化黄酮类化合物减少自由基损伤，增加细胞修复机制，减少蛋白质折叠错误，都是保护大脑、延缓大脑衰老的重要途径。

【本章小结】

- 为保持细胞能够制造健康的蛋白质，要依靠全系列的维生素和矿物质。尤其具有保护作用的似乎是浆果中的黄酮类化合物，洋葱和大蒜等含硫食物中的黄酮类化合物，绿茶中的 EGCG 黄酮类化合物、葡萄籽提取物、姜黄素和橄榄油。
- 保护性食物包括亚麻子、奇亚籽、大蒜、洋葱和黑巧克力，还有几种草药，包括迷迭香、鼠尾草和牛至。
- 用维生素 C 和锌来支持胶原蛋白的形成，用葡糖胺来提高修复率，从而延缓细胞外基质和皮肤的老化。
- 用包括姜黄素、绿茶提取物、葡萄籽提取物、奥米伽 -3、烟酰胺和白藜芦醇在内的多酚保护细胞外基质免受基质金属蛋白酶的攻击。

第十章　重新平衡第二大脑——肠道

你连半个人都不是——这是事实，不是在骂你！

据估计，人体内有 80 万亿个细胞，其中约 37 万亿是人体细胞，约 40 万亿是微生物细胞。

微生物组是与我们共同生活的大量微生物的集合。它们主要是细菌和酵母菌，大部分存在于肠道内。

生活在我们肠道内的数万亿微小的"好"细菌对胃已经部分消化的食物进行新陈代谢，提取我们需要的营养。

它们重约 5 磅或 2 千克（超过人体总重量的 2%），可以帮助我们抵御并"排挤"有害（致病性）细菌，否则这些细菌会产生毒素，被血液吸收，导致疾病。

这些微生物和它们的基因对我们衰老的速度和健康有着巨大的影响。

在肠道内的微生物和细菌的组成对以下方面有很大影响，例如：你能否很容易（或很困难）保持苗条；你是否会患 2 型糖尿病或者哮喘；你是否患有肠道炎性疾病如肠易激综合征；以及你是否可以更好地抵御念珠菌或抵御鹅口疮感染。

肠道内微生物的种类和类型也会影响人体对抗感染和从感染中

恢复的能力，因为人体中 70% 的免疫系统是由肠道控制的 [128]。

　　同样重要的是，肠道和大脑之间存在着持续的双向交流，这一事实意味着肠道健康对情绪有强烈的影响，也是导致抑郁的一个因素 [129]。

　　肠道细菌还能产生维生素（如维生素 K、维生素 B_{12}、叶酸和生物素）和氨基酸，它们能直接调高抑制炎症基因的表达，提高对结直肠癌威胁的免疫应答。

　　我相信，我们正在为将肠道健康作为健康衰老的第十个标志提供一个很好的理由！你的肠道需要变得"聪明"起来。

"第二大脑"就在你的肠子里

　　研究人员称肠神经系统为"第二大脑"。它由大约 5 亿个神经元（神经细胞）组成，排列在胃肠道系统的长长的管子上。这相当于一只拉布拉多犬大脑中的神经元数量。

　　我们现在知道，肠道也会产生激素。这些激素直接与大脑进行化学交流，传达情感，影响情绪。大脑和肠道之间的连接或"热线"是通过迷走神经进行的。

　　"忐忑不安，七上八下"（Butterflies in the stomach，直译：肚子里的蝴蝶）是我们第二大脑产生的应激反应的一部分。我们不信任某人的"直觉"（gut feel，直译：肠道的感觉），实际上是我们下面的大脑在和上面的大脑交流。我们都吃过"不适合自己"的食物，后来我们的肠道大脑"知道"要避免再次吃同样的食物。

　　肠神经系统（enteric nervous system，ENS）使用超过 35 种神经递质，其方式与大脑相似，体内 90% 的 5– 羟色胺是由肠道产生的 [130]。

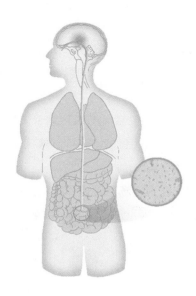

　　5- 羟色胺是神经细胞产生的使人"感觉良好"的化学物质，负责维持稳定的情绪平衡——一种幸福感。研究人员发现，肠道细菌"好"和"坏"之间平衡的改变可以直接改变 5- 羟色胺水平，进而影响情绪、焦虑，甚至信心 [131]。

支持好的（细菌）

　　"好的"与"坏的"肠道细菌每天都在你体内打仗。

　　肠道健康的关键是确保肠道内"友好"细菌和有害或病原性的致病微生物的比例适当。"好"细菌称为益生菌，其作用是抵消坏细菌，排挤它们，削弱它们的影响。

　　"好"细菌比例过低会导致沙门菌和大肠杆菌等感染。病原菌的过度生长与身体虚弱、炎症、肠漏症（一种非常真实的综合征）、结直肠癌，以及脑部疾病如阿尔茨海默病和帕金森病等有关。

还需要确保肠道中有多种益生菌，因为微生物多样性是健康的标志，但它们通常会随着年龄的增长而减少。

2019 年，阿肯色大学的研究人员调查了有关肠道健康和长寿的文献。他们强调了一项针对健康长寿的中国人的研究。该研究显示，这些人的微生物群落比他们患病的同龄同胞更多样化[132]。

值得注意的是，他们的肠道里富含一种细菌，这种细菌能产生一种叫作丁酸盐（butyrate）的脂肪酸。

丁酸盐的作用

当我们的肠道细菌消化坚硬的植物纤维并通过发酵将其转化为丁酸盐脂肪酸时，丁酸盐就产生了。它有助于增强免疫系统，帮助人体抵御结肠癌等疾病。

丁酸盐还占肠道细胞所用燃料的 90%。如果肠壁缺乏完整性，结果就是"肠漏症"，即肠壁上出现微小孔洞，使得毒素和半消化的食物颗粒进入血液，从而引发炎症。

肠道炎性疾病包括肠易激综合征、克罗恩病和结肠炎，而肠道炎症与抑郁和痴呆有关[133]。

另外两项研究进一步说明了肠道微生物多样性的重要。研究人员发现，一组长寿的健康意大利人肠道内的健康益生菌比另一组年龄更大但不太健康的意大利人肠道内的益生菌范围要广得多。

在日本也发现了同样的结果。增加的微生物多样性和形成丁酸盐的细菌都与健康长寿有关。

虽是不同国家的饮食，但模式是一样的。

阿肯色大学的科研人员总结说：

"……调节肠道微生物组以保持肠道健康，将促进健康衰老。我们进一步假设，对患有慢性疾病的老年人，将紊乱的肠道菌群调节为健康的肠道菌群，会减轻他们的症状，提高他们的生命质量。[132]"

　　因此，创造较高的有益细菌与有害微生物的比例，并鼓励使用丁酸盐是健康衰老的另一个关键。

　　健康研究人员建议，肠道菌群的平衡比例应该是大约 85% 的良性细菌和 15% 的其他细菌。如果这一比例失衡，即菌群失调，其结果是免疫系统受损和健康状况不佳 [133]。

　　但是，让我们先看看是什么导致肠道微生物变得不平衡的。

肠道微生物不平衡的原因

不良的饮食

　　要记住的关键一点是，肠道细菌是靠你喂养它们的东西而茁壮成长。你吃什么他们就吃什么！

　　营养不良的饮食，尤其是糖，会在肠道中助长不健康的细菌和酵母菌 [134]。如果饮食中植物性食物太少，不足以为形成丁酸盐的细菌提供充足的膳食纤维令其健康成长，就会促进有害细菌的繁殖。

　　肠道菌群失调的其他原因包括一些人工甜味剂和农药残留。

抗生素治疗

　　有益细菌减少的一个原因是抗生素的使用。尽管抗生素的发展是 20 世纪最伟大的医学进步之一，也是延长寿命的关键原因，但抗生素有一个缺陷：它们在杀死致病菌的同时也会在途中攻击有益细菌——内部的“友军火力”。

　　一个疗程的抗生素会导致保护性益生菌数量和范围的减少，这就是为什么抗生素会导致恶心、胃不舒服，还助长了念珠菌感染。这种不平衡可能会持续一年甚至更长时间。

　　抗生素既能杀死有益的细菌，也能杀死有害的细菌，还会导致胃肠道炎症，并且更容易被艰难梭菌（C. difficile）等病原体感染。

如果患者服用抗生素，千分之一剂量的沙门菌就能引起感染。

因此，应该只在绝对必要的时候服用抗生素，并且一定要按剂量服药，把一个疗程服完。如果你没有遵循这个程序，很有可能一些原始病原体会被留下，它们能够并且必将产生耐药性。

过去，最危险的一个广告口号是"杀死99%的细菌"，而恰恰是剩下的那1%会变异产生抗药性！

这是因为细菌以惊人的速度繁殖和进化。在适当的条件下，像大肠杆菌这种的单个细菌可以按呈指数倍繁殖，在8小时内成为一个拥有1600万个细菌的菌落[135]。

正如我们所看到的，过度使用抗生素是细菌发生巨大进化和改变的原因之一——超级细菌的出现使去医院就诊成为一次冒险之旅[136]。

有小孩或孙辈的人应该注意，《消失的微生物》(*Missing Microbes*)一书的作者，纽约大学医学院的马丁·布莱泽（Martin Blaser）博士追溯了儿童时期大量使用抗生素与食物过敏、哮喘、花粉症、幼年型糖尿病和儿童肥胖的上升之间的联系，提出了令人不安的理论。

他认为，抗生素的过度使用不加区别地清除了有益的和有害的微生物，对儿童微生物群落的组成和多样性产生了不利的改变。他强调，这直接导致了健康问题的增加。他警告说，我们必须重新增加"消失的微生物"[137]。

所以，这一章的一些饮食建议非常适用于所有年龄层，包括儿童，还能确保健康衰老。

肉类和牛奶中残留的抗生素

不幸的是，造成问题的不仅是医生开出的人类抗生素药方。我们也间接摄入抗生素，因为它们可能残留在非有机肉类和牛奶中。

事实上，在养殖动物身上滥用抗生素的情况要比在人类身上严重得多。

压力

压力和皮质醇升高也会导致健康细菌的减少。针对胃灼热和消化不良的抗酸剂和降酸药物也会对有益／有害细菌平衡产生负面影响，并会增加疾病的程度，促使艰难梭菌等细菌滋生，从而导致严重的疾病。

改善体内微生物的平衡

食用正确的益生菌食品，时而使用益生菌补充剂，有助于恢复健康细菌比例的平衡。简单地说，更多的"好"细菌的存在使得留给"坏"细菌的空间更小。

益生菌食品本质上是发酵食品。当碳水化合物中的糖在无氧环境——你的胃里转化为有机酸时，发酵就发生了。酸性环境促进有益益生菌的成长并抑制致病菌。

多吃发酵食物

在非收获季节，不同的民族都必须依靠发酵来保存食物。

- 德国人开发了德国酸菜。
- 保加利亚人做了开菲尔乳和酸奶。
- 亚洲文化创造了丹贝、泡菜、纳豆（豆豉）和味噌。
- 俄罗斯人发明了"生"酸奶。
- 法国和英国有陈年的蓝纹奶酪。

可以通过以下方法轻松增加发酵的益生菌食物的摄入量：

- 在炒菜中加入豆豉，用作肉的替代品。但要注意，要在最后加入，因为高温会破坏其活性成分。

- 在蔬菜汤或黑豆汤中加入味噌。

- 把泡菜作为配菜。

　　虽然酸奶似乎是一种增加益生菌摄入的简单方法，但市场上销售的酸奶在高温食品加工过程中经常会破坏活性菌。因此，尽管酸奶在最初的生产过程中使用了良好的细菌成分，但当酸奶进入超市货架时，它们可能并不含有很多活性益生菌。而且调味酸奶还富含糖分。

试试益生菌补充剂

　　在过去 5 年左右的时间里，益生菌补充剂的研究取得了很大成就，其销售出现了巨大的增长。已经培育出了能在胃酸中存活并到达肠道的菌株。我们来看看这项研究。

　　益生菌对健康至关重要。事实上，益生菌（probiotics）这个词就是由 "pro"（有益于）和 "biotic"（生命）构成的。但是益生菌本身是不够的。益生菌是活的有益细菌，像任何生物一样，它们需要自己的食物供应，它们的食物称为益生元（prebiotics）。

益生菌需要益生元

　　益生元是不易消化的植物纤维，细菌可以将其分解并食用。益生元食物包括大蒜、洋葱、韭葱、芦笋、香蕉、蒲公英叶、燕麦、大麦和亚麻子。

　　许多益生菌食品也含有丰富的益生元。例如，德国酸菜以卷心菜为原料，卷心菜含有一种益生元。这种益生元也存在于谷物、豆类、豌豆、鹰嘴豆、大豆和十字花科蔬菜中。

健康肠道的多重益处

改善心理健康状态

最近的研究表明，健康的微生物组对心理健康有直接作用，经常食用发酵食品和益生菌的人焦虑和抑郁程度较低[138-141]。

在最近的一项研究中，对服用了益生菌的患者的唾液进行测试，发现其皮质醇（一种压力激素）含量比对照组的患者要低。

较低程度的焦虑也可能是因为氨基酸中的色氨酸在内部发酵期间由益生元和益生菌触发而产生。

色氨酸能合成 5- 羟色胺，从而缓解焦虑。该过程的顺序是：

益生菌→发酵→色氨酸→ 5- 羟色胺→感觉良好的因素

最近的研究表明，抑郁症通常与胃肠道炎症有关，因为炎症很少局限于某一个部位。

有一种细胞信号蛋白（称为细胞因子）作为身体和大脑的化学信使。当细胞因子在某个部位遭到病毒或细菌攻击而被激活时，它们会引发一种全局性但有时过度的免疫应答——细胞因子风暴（cytokine storm）。

这可能会引发另一个部位的炎症（在本例中是大脑），因为我们现在知道细胞因子可以穿透血脑屏障。

这就解释了为什么肠易激综合征（irritable bowel syndrome，IBS）的常见副作用是轻度甚至中度抑郁，虽然 IBS 是一种炎症性疾病。

2017 年的一期《胃肠病学》（*Gastroenterology*）报道了对一组（44 人）患有焦虑和抑郁的人所做的试验[142]。这组人连续 10 周每天服用益生菌双歧杆菌，对照组服用安慰剂。研究结束时，与对照组相比，益生菌组有 64% 的人抑郁评分降低，生命质量也有所改善。

（英文中）以 "-itis" 结尾的疾病都意味着炎症。医生在诊治类风湿关节炎（rheumatoid arthritis）、憩室炎（diverticulitis），甚至骨关节炎（osteoarthritis）患者时，不仅要询问他们的身体感觉如何，还要询问他们的精神感受。万物皆有联系！

剑桥大学精神病学教授爱德华·布尔莫尔（Edward Bullmore）最近出版了一本名为《发炎的头脑》（*The Inflamed Mind*）的优秀著作，探讨了身体炎症和精神抑郁之间的直接联系。

虽然不是每个抑郁症患者都会受到炎症的折磨，但布尔莫尔博士建议，抑郁症患者应该尝试服用消炎药物，或者鼓励他们进行正念冥想训练（mindfulness training）。

既然我们的首选是使用自然方法，我建议将使内心平静、抗炎饮食和一些强大的抗炎营养素结合起来，还可以添加一些益生菌。

减轻了痴呆症状

值得注意的是，阿尔茨海默病患者大脑中发现的典型斑块或缠结也存在于肠道的神经元中。

《衰老神经科学前沿》（*Frontiers in Aging Neuroscience*）上的一篇报告公布了对 60 名阿尔茨海默病患者连续 12 周每天饮用含有四种益生菌的牛奶的研究[143]。

所用菌株为嗜酸乳杆菌、干酪乳杆菌、两歧双歧杆菌和发酵乳杆菌。与饮用不含益生菌的普通牛奶的人相比，饮用含益生菌牛奶的患者在认知功能方面的改善有"统计学意义"。

降低帕金森病的风险

帕金森病是第二常见的神经系统变性疾病。美国加州理工学院的研究人员证实，肠道细菌组成的变化正在导致（或者可能导致）

帕金森病特有的运动技能退化 [144]。

最初的线索是，75% 的帕金森病患者有胃肠道（gastrointestinal，GI）异常，主要是便秘和腹胀。首席研究员萨尔基斯·马兹曼尼（Sarkis Mazmanian）说，这些胃肠道问题通常比运动症状早很多年。

尽管这项研究是在小鼠身上进行的（正如许多初步研究不可避免的那样），它的启示是，改善肠道菌群可能是降低这种不治之症风险的一种方法。然而，现在还处于研究的早期阶段，研究人员还没有确定可以作为预防策略的益生菌的最佳菌株。

减轻压力

根据世界卫生组织（World Health Organisation，WHO）的数据，压力是世界范围内导致残疾的第四大原因。2015 年的一项名为"美国的压力"的调查令人担忧。它显示，成年人的压力水平在不断上升，78% 的人报告说至少经历过一种压力症状，24% 的人在一年中经历过极度的压力。

已经有几十项研究证实，益生菌能在降低压力的破坏方面发挥作用，以至于一些研究人员现在使用了"精神抗生素"这个术语。

《大学健康新闻》（*University Health News*）报道了 2015 年的一项随机、双盲、安慰剂对照试验（人体试验的金标准）。该试验随机分配了重度抑郁障碍患者服用益生菌补充剂或安慰剂。益生菌由嗜酸乳杆菌、干酪乳杆菌和两歧双歧杆菌各 20 亿 CFU（colony Forming Unit，菌落形成单位）组成。

八周后，与安慰剂组相比，接受益生菌治疗的患者在贝克忧郁量表（Beck Depression Inventory）上的总分显著下降。贝克忧郁量表是一项广泛使用的衡量抑郁严重程度的测试量表 [145]。

此外，根据 C 反应蛋白（C-reactive protein，CRP）水平的

测量，他们的全身炎症显著降低，胰岛素水平显著降低，胰岛素抵抗降低，人体关键抗氧化剂谷胱甘肽水平上升。

我们曾经提到过"肠漏症"，即肠道壁出现微小的缝隙，但大到足以让毒素和部分消化的食物泄漏到血液中。这会强烈刺激包括大脑在内的全身出现炎症，进而导致抑郁、焦虑和记忆受损。

肠 – 脑轴的影响力如此之大，以至于该领域的科学家推测，老年人体内益生菌的缺乏导致记忆丧失和定向障碍。

提高免疫功能

《美国人类营养杂志》(*American Journal of Human Nutrition*) 发表了一篇关于益生菌在人体健康中作用的大规模综述，其中指出：

"过敏性疾病、哮喘、慢性炎性肠病、克罗恩病、溃疡性结肠炎、糖尿病、湿疹、骨质疏松和关节炎的发病率都在显著上升。这些疾病是由于肠道免疫防御机制的弱化而引起的。[146]"

由于 70% 组成免疫系统的细胞在肠道中，所以肠道健康对免疫系统健康有很大影响。而免疫系统的强弱不仅决定了你抵抗感冒和流感的能力，还决定了你抵抗癌症等长期慢性疾病的能力。

已经证明，定期补充益生菌可以维持肠道健康，并通过刺激身体产生自然杀伤细胞和 T 细胞来增强自然免疫系统反应[147]。

更好的消化和营养吸收

有证据表明，随着年龄增长，人体消化食物和从中提取营养的效率会降低。处于健康水平的"友好细菌"可以通过改善消化来帮助吸收营养。细菌通过产生更多的酶来分解食物。一项小型研究表明，益生菌菌株凝结芽孢杆菌（Bacillus coagulans）也能提高蛋白质的吸收[148]。

通过帮助增加肠道内健康细菌的数量，发酵食品和益生菌还可以改善消化，减少胃胀、肠胀气、便秘和腹泻。但这是如何进行的呢？

一些菌株，如嗜酸乳杆菌，能够产生乳酸，从而降低肠道的pH（酸碱值）。这样就加快了消化过程，使粪便更快地通过结肠，从而减少便秘的发生。

与我们的直觉相反，益生菌还有助于预防腹泻。当消化系统的有害细菌泛滥时，肠道就不能吸收所有的食物，结果就是腹泻。发酵食品和益生菌可以改善不良比例，因而是一种潜在的天然替代品，以替代那些可能会产生有害副作用的非处方药物。

降低低密度脂蛋白（有害的）胆固醇

2018 年发表在《医学》（*Medicine*）杂志上的一篇荟萃分析囊括了 32 项有关益生菌补充剂的随机对照试验，得出的结论是，它们可以通过帮助消化脂肪，"显著降低"总胆固醇[149]。已经证明，一些菌株，如凝结芽孢杆菌、乳酸双歧杆菌和植物乳杆菌，有助于降低低密度脂蛋白（有害的胆固醇）和提高高密度脂蛋白（有益的胆固醇）。

产生天然的抗生素

我们已经看到，药物抗生素从负面扰乱益生菌的平衡。然而，一些益生菌菌株可以作为天然抗生素。

已经证明，嗜酸乳杆菌 DDS-1 能产生一种叫作嗜酸菌素（acidophilin）的天然的抗生素样物质，它能杀死沙门菌和大肠杆菌等致病菌。

内布拉斯加大学的柯姆·萨哈尼（Khem Shahani）博士是嗜酸乳杆菌 DDS-1 菌株的开发者，他证明了嗜酸杆菌 DDS-1 具有类似链霉素（一种强效抗生素）的抗生素效果，而且这种效果是选择性的——只杀死致病菌。

罗布·奈特（Rob Knight）博士领导了一项名为"美国肠道"的对微生物组的大型研究，他还是加利福尼亚大学圣迭戈分校微生物组创新中心的负责人。他报告了一项对于急性艰难梭菌感染患者的研究。其中一组患者接受了抗生素治疗，而另一组患者接受了来自具有健康微生物组捐献者的粪便移植。（不错，确实是指粪便的移植）。

使用抗生素的有效率是 30%。而移植创造了一个更健康的微生物组，在 36 小时内消除症状的效果超过 90%[150]！其他研究人员也有类似的发现 [151]。

即使是一种强力的多菌株益生菌也不太可能像粪便移植那样见效快，不过随着时间的推移，益生菌也可能会产生类似的效果。

减少念珠菌感染

正常数量的念珠菌有助于消化和营养吸收。但是当念珠菌过量产生时，就可能会出现症状，包括慢性疲劳、激素失衡、情绪紊乱和鹅口疮，也会导致瘙痒和不适。

如果不加以抑制，念珠菌过度生长会破坏肠道内壁，并渗透到血液中。这会释放出有毒的副产物，导致肠漏症，甚至会感染心内膜或脑膜。

研究人员发现，在过去的几十年中，富含糖分的西方饮食，加上过量使用抗生素，是导致念珠菌感染大幅增加的重要原因。念珠菌能够在食物的糖分中大量繁殖。进行抗生素治疗之后也通常会导致阴道念珠菌病。其他念珠菌感染因素包括避孕药和可的松药物的使用。

益生菌，特别是嗜酸乳杆菌和两歧双歧杆菌，可以刺激白细胞的产生，从而对抗念珠菌和真菌感染。

2014 年发表在《下生殖道疾病杂志》（*Journal of Lower Genital*

Tract Disease）上的一篇论文回顾了 20 年来的许多临床试验。多数研究表明，乳酸菌菌株益生菌能明显减轻细菌性阴道病的症状，并减少其复发。（阴道病是由阴道内有益细菌和有害细菌失去平衡引起的感染。）

甚至有助于抵抗癌症

我们已经发现益生元和益生菌食品都能刺激丁酸盐的产生，丁酸盐对预防结直肠癌尤为有效。

用于食品加工的亚硝酸盐，尤其是腌肉类中，如培根、萨拉米和香肠，可在消化道转化为致癌的亚硝胺。在体外实验中，已经证明嗜酸乳杆菌等益生菌有助于抑制这一系列事件[152]。

减轻骨质疏松

骨质疏松是一种与免疫系统变化以及钙代谢有关的疾病，但并没有得到普遍的重视。

密歇根州立大学 2017 年的一份报告总结了多项研究，表明通过益生菌改善微生物的组成可以增强免疫系统，并转化为提高骨密度和减少骨质疏松[153]。

部分原因是，益生菌有助于骨骼健康所需的矿物质的吸收，包括钙、磷和镁；部分原因是，改善肠道平衡可以改善影响骨骼形成的激素的功能。报告的结论是：

"通过摄入益生菌来改变肠道菌群，可能是一种可行的治疗策略，用于调节骨骼重建。"

因此，在抗生素疗程后补充益生菌对有骨质疏松风险的妇女尤其重要。效果最好的菌株包括干酪乳杆菌、鼠李糖乳杆菌、嗜酸乳杆菌和长双歧杆菌。

2017 年的另一项研究表明，补充益生菌和异黄酮可以改善绝经女性的雌激素代谢和骨密度[154]。

改善血糖水平

高血糖水平是一种被称为"代谢综合征"的危险状况的一部分。

代谢综合征包括高血糖、高血压、高胆固醇和脂肪组织（身体脂肪）的增加，特别是在肚子周围的。内脏脂肪尤其危险，它释放出的有毒化学物质会进一步增加体内组织的炎症。

代谢综合征会显著增加中风、心脏病发作以及糖尿病的风险。美国国家卫生研究院发表的几十项研究表明，乳酸菌和双歧杆菌等益生菌补充剂有助于维持最佳血糖水平，从而有助于降低患这些疾病的风险[155]。

更有效的减肥和体重控制

事实上，体重正常的人通常比肥胖的人更健康地衰老。虽然益生菌有助于减肥的说法一直存在争议，但现在越来越多的证据表明，益生菌与健康的饮食计划结合起来可能有助于体重正常。

《英国营养学杂志》（*British Journal of Nutrition*）特别提出，肥胖者的肠道菌群与瘦人不同。重新平衡他们的微生物状态能减肥吗？

为了验证这个假设，研究人员招募了 125 名超重的男性和女性，进行了为期 12 周的减肥节食，接下来的 12 周旨在保持体重。在整个研究过程中，一半的参与者每天服用两粒胶囊，胶囊中含有鼠李糖乳杆菌科的益生菌，而另一半参与者服用安慰剂。

在 12 周节食期结束时，研究人员观察到，益生菌组的女性平均体重减轻 4.4 千克，而安慰剂组的女性平均体重减轻 2.6 千克。在接下来的 12 周内，安慰剂组的女性体重保持不变，但益生菌组的体重持续下降，总共减重达 5.2 千克。

在为期 24 周的研究中，服用益生菌的女性比服用安慰剂的女性多减掉了一倍的体重。研究人员还指出，调节食欲的激素瘦素（leptin）减少了，肥胖特有的肠道细菌也减少了 [156]。

《国际食品科学与营养杂志》（*International Journal of Food Sciences and Nutrition*）2015 年的一项荟萃分析总结了 25 项随机人体试验，观察摄入益生菌对 1900 多名健康成年人体重和体重指数（body mass index，BMI）的影响。他们发现服用益生菌确实能降低体重指数（BMI）和体重 [157]。

服用一种以上的益生菌，持续 8 周或更长时间，减肥效果最好。其他研究表明，补充多种益生菌的受试者可以明显减少腹部脂肪，而腹部脂肪是最危险的脂肪。

鉴于肠道细菌在分解食物和营养物质方面的重要作用，认为益生菌有助于实现健康体重的潜力是合理的。另一种说法是，益生菌通过肠－脑轴工作，增加了一种名为 GLP–1 的激素的释放，这种激素会降低食欲，减缓膳食脂肪的吸收。

然而，益生菌本身并不能起到减肥的作用。它只是一种辅助，一种减少热量饮食的助燃剂。

多元化的微生物组等于更加健康

非洲人、南美洲人、采用地中海饮食的人和素食者，他们的肠道菌群通常比欧洲或北美的大多数人要丰富得多，这几乎可以肯定是由于他们饮食中膳食纤维含量高得多。早期的狩猎－采集者吃下的膳食纤维可能是现在西方人吃的 10 倍，而且食用糖分也少得多！

正如我们所见，益生元纤维是益生菌的食物，在肠道中发酵产生丁酸盐，从而降低了患炎性肠病、结肠癌、心脏病和糖尿病的风险。

斯坦福大学微生物学家贾斯汀·索南伯格（Justin Sonnenburg）追踪了一系列从低膳食纤维饮食到现代健康威胁的清晰的路径。他认为，现代的、缺乏膳食纤维的西方饮食意味着肠道中的"好"细菌可食用的东西更少了。结果是，肠道中像丁酸盐这样的短链脂肪酸减少了，从而导致了：

"……酝酿中的炎症状态，事实上是所有疾病的根本原因，包括癌症、心脏病、过敏、哮喘和炎性肠病。"

不可避免的是，大型制药公司正在研发药物来鼓励丁酸盐的生产。但为什么不简单地从蔬菜、豆类、水果、坚果和全谷物中增加膳食纤维含量，并在每周的饮食中添加一些酸奶和发酵食品呢？

你还可以为肠道健康做一件有意义的事情："美国肠道项目"是一项大型的合作研究，它已经表明肠道微生物多样性最明显的因素是你的运动量[158]。

更好的身体健康，更好的肠道健康——买一送一！如果你是美国人，你可以加入美国肠道项目（The American Gut Project, humanfoodproject.com/americangut/）。这可以让你将自己的肠道微生物与世界各地的人进行比较。

在英国，伦敦大学国王学院（King's College London）的蒂姆·斯派克特（Tim Spector）教授主持了一项类似的研究，他领导了一项众筹的英国肠道微生物项目（*British Gut Microbiome Project*），见 britishgut.org/。参与进去吧，你会学到很多，并推动科学向前发展。

【本章小结】

- 可以把你肠道里的微生物想象成在一个动物园里，充满了微小的、有点不守规矩但大多数都是友好的外来生物。你需要喂养它们才能获得最佳的健康。这样做可以帮助好的驱逐坏的。

- 最重要的是，要确保饮食中有良好水平的益生元纤维食物和发酵食物。延缓衰老食品计划做到了这一点。

- 我还建议你每周至少吃 20 种不同的食物，每个月尝试一种新的食物。为什么？因为肠道食物多样性是健康的标志，你的肠道需要多样性的食物来喂养这些微生物。而且，尝试新的食物也是很有趣的事情！

- 和许多其他健康作家和研究人员一样，我最初对益生菌补充剂持怀疑态度。它们能在胃酸中存活下来并且活着到达肠子里吗？他们真的在你身体里定居了吗？

  益生菌的一些功效宣传是有问题的——例如，很少或没有证据表明它们能解决龋齿、湿疹或肝病问题。

  我相信，现在有充分的证据表明，大多数人在经过一疗程的抗生素治疗后，服用益生菌补充剂有助于恢复肠道健康。在肠易激综合征和酵母菌感染的病例中也是如此——帮助重建有益细菌与有害细菌的比例。

- 我还认为，有足够的证据表明，偶尔可以尝试多种益生菌补充剂，以帮助提高肠道菌群的多样性和有益菌对有害菌的比例。"偶尔"是多长时间？一年大概有 2 ~ 3 次，每次一个月。

  我之所以说"尝试"，是因为基因组的不同意味着在一些人身上可以出现看得见的好处，而另一些人可能看不到。但是益生菌并不昂贵，而带来的变化却很快。数十项研究的数据表明，只需两周的时间，每天补充益生菌，并增加膳食纤维的摄入，体内微生物组就能朝健康的方向改变。

- 没有人能够确定什么是多菌株益生菌的最佳菌株，我认为，它应当至少包括如下菌种的 8 ~ 9 种：嗜酸乳杆菌、凝结芽孢杆菌、乳酸双歧杆菌、干酪乳杆菌、鼠李糖乳杆菌、植物乳杆菌、长双歧杆菌、两歧双歧杆菌、加氏乳杆菌和嗜热链球菌。不同的菌株定居在肠道的不同部位，发挥着不同的作用。

- 寻找一种每天至少含有 100 亿菌落形成单位（CFU）的补充剂，或者 30 天内达到含有 3000 亿 CFU 的补充剂。3000 亿听起来很多，但这只是你肠道中数万亿微生物的一小部分。所以，"菌落形成"意味着益生菌补充剂只是用来启动你肠道中有益菌落的发育。

- 上述益生菌的水平和范围不仅可以帮助解决炎症问题，如肠易激综合征和肠漏症，也有助于对念珠菌的治疗。研究表明，益生菌对许多抑郁症患者也有好处，并可能补充和提高减肥效果。

第十一章　免疫系统：
与看不见的敌人在家门口战斗

在我的生命中（我生于 1940 年），医学界最引以为傲的事情之一，就是我们基本上制服了传染病。这是 20 世纪预期寿命明显上升的主要原因。

然而现在，我们遭遇了可怕的 COVID-19，使我们猛然警醒。

因此，我认为一本关于健康衰老的书如果不研究如何支持免疫系统，就不可能是完整的。特别是有充分的证据表明，随着年龄的增长，免疫系统会变得衰弱 [159]。这与癌症风险的增加，对流感的易感性及对疫苗的反应减弱有关联。

面对冠状病毒，我们真的不应该对我们的脆弱性感到如此惊讶，因为实际上世界各地有成千上万的病毒和细菌在传播，并可能会伤害我们。

病毒和细菌正在出现和变异

随着道路建设、采矿、伐木、狩猎、快速的城市化和人口压力的增加，人类正越来越深入到以前未开发的地区。有些地区藏匿了未知病原体，这些病原体可能从动物传播到人类。

大卫·奎曼（David Quammen）是 2013 年出版的预言书《致命接触：全球大型传染病探秘之旅》（*Spillover: Animal Infections and the Next Pandemic*）的作者。他指出：

"我们砍树，我们杀死动物或把它们关在笼子里，然后把它们送到市场。我们破坏了生态系统，我们将病毒从它们的自然宿主中驱赶出来。当这种情况发生时，它们需要一个新的宿主。这个宿主往往就是人类。"

凯特·琼斯（Kate Jones）是伦敦大学学院的生态和生物多样性研究所的主任。2020 年 3 月，她在《卫报》的一篇文章中，把疾病从野生动物传染给人类描述为：

"……人类经济发展的隐性成本。在地球各个角落，到处都是我们人类。我们进入没有受到过干扰的地方，出现在越来越多的新环境中。我们正在创造更容易传播病毒的栖息地。然后，我们惊讶地发现，又出现了新的病毒。"

几乎可以肯定的是，莱姆病出现的背后也隐藏着对当地生态圈的干扰。虽然，在欠发达国家，新病毒感染人类的风险可能最大。但只要一名受感染的乘客从洲际飞机上走下来，进入一个拥挤的大都市，就可能引发一场全国性甚至全球性的灾难。

不幸的是，这个问题可能会变得更加严重。最有可能的全球气温上升（预计 3℃），就会导致大片土地无法耕种，尤其是在非洲。这不仅将促进热带疾病的传播，而且对粮食供应造成压力，放纵"湿货市场"（wet markets）使其继续存在，并且引发人口流动。

此外，污染程度的恶化减弱了呼吸系统功能，从而使人们更容易受到空气传播的病原体的侵害。

在英国国内，工厂化农场中密集饲养的大量动物增加了细菌威胁和流感病毒的可能性和毒性。2009 年猪流感大流行就是这样发生的，修订后的死亡人数目前估计超过 20 万人[160]。

大多数英国消费者没有意识到，多达 70% 的农场动物可能是在工厂化农场饲养的。廉价肉类对人类健康的影响超出大多数人的想象，更别提动物福利了。

以往的流感大流行

工业化的家禽生产被认为是 H5N1 禽流感病毒出现的原因。虽然幸运的是它不容易传染给人类，但死亡率也超过 50%。美国疾病控制中心估计如果它与 H7N9 发生变异，将造成最严重的流感大流行，因为后者已导致近 40% 的感染者死亡。

我经历过香港 H3N2 流感。在我们短暂的记忆中，在 1968 ~ 1970 年，英国有近 8 万人死于该病毒的第二波传播。

更多关于"H"和"N"的病毒分类

在病毒分类中，"H"代表血凝素（hemagglutinin），"N"代表神经氨酸酶（neuraminidase）。这两种在病毒表面微小的蛋白质刺突，可以帮助病毒入侵细胞。跟服装或鞋子一样，刺突也有多种款式，共有 16 种血凝素和 9 种神经氨酸酶，病毒在突变时会打乱组合。

病毒和细菌是如何传播的

细菌是一种单细胞活微生物，通常通过接触传染给人类。细菌感染包括脓毒性咽喉炎、尿路感染、细菌性食物中毒、莱姆病和破伤风。

病毒要小得多，一般认为它们是没有生命的，因为它们只有在有宿主的情况下才能复制。其复制是靠劫持宿主的内部细胞机制来进行的。病毒性感染包括鼻病毒（感冒）、肠病毒、疱疹、腺病毒，当然还有冠状病毒。病毒是一种特别可怕的威胁，因为你看不到它们的形影，听不到它们的声息，甚至感受不到它们在哪里。

是时候多了解一些人体的免疫系统了。

人体的两套免疫系统

我们不断地接触到可能导致疾病的微生物和毒素。它们能否在人体存在从而导致疾病，很大程度上取决于人体的两套免疫系统的完整性。

人体的先天性免疫系统包括皮肤和黏膜这样的物理屏障，加上一些特定细胞作为全面防御系统，它对你以前从未遇到过的新威胁做出反应。可以把它们想象成一个快速移动的前线巡逻队，不断地在体内搜寻，寻找并消除新的病毒和细菌威胁。

人体的第二免疫系统是适应性免疫系统。在进化过程中，它出现得比较晚，是有"记忆"的。它能识别以前遇到过的病毒或细菌威胁，并动员免疫细胞与之对抗。这就是为什么你不会两次患同样感冒的原因。

不幸的是，我们的免疫系统通常会随着年龄的增长而变得脆弱，而"免疫衰老"（免疫系统老化）从 60 岁左右开始就成为一个显著的问题，使得从这个年龄段开始，人们更容易受到感染。

例如，在流感季节，65 岁以下感染流感的人很少会生病到住院的程度。相比之下，65 岁以上的人中约有 20% 会去医院，其中多达 10% 会死亡。为什么癌症是一种与年龄相关的疾病，免疫衰老也是其中一个原因。

好消息是，研究人员已经发现了减缓甚至逆转免疫系统衰老的方法。先天性免疫系统和适应性免疫系统是相辅相成的，但增强整个免疫系统的强度需要对各系统采取不同的对策。

支持适应性免疫系统

当适应性（获得性）免疫系统面对一种新的病原体，如毒素、细菌或病毒时，会产生特别的免疫细胞，它们就是 T 细胞和 B 细胞。之所以叫 T 细胞，是因为它们产生于胸腺（thymus），而 B（淋巴）细胞是由骨髓干细胞（bone marrow stem cells）产生的。

这些 T 细胞和 B 细胞通过病原体表面的抗原分子将病原体入侵者识别为"异己"（non-self）。几天后，抗体就产生了，这些抗体专门适用于对抗某种病毒或细菌威胁。

这些高度专门化的抗体细胞能"记住"对方的威胁，并在下一次面对同样的病原体时动员起来。这就是从麻疹中康复的病人可以终生免于再次感染麻疹的原因。

尽管适应性免疫系统第二次遇到同样的病原体时反应要快得多，非常有效，但获得性免疫系统却有一个缺陷：它不会立即保护你免受新细菌或病毒的威胁。增强免疫力需要时间，这就是一种新病毒引起的感冒或流感需要几天才能痊愈的原因。

大多数人随着年龄的增长，免疫反应越来越弱，这就是为什么他们更容易受到感染，更容易患上流感、肺炎、炎性疾病，不幸的是，更容易患上癌症。这也是他们对疫苗的反应较差的原因。

这种免疫力的降低似乎与胸腺 T 细胞的减少有关——胸腺是胸骨后面的一个很小的重要器官。它的体积通常在 20 多岁的时候就开始缩小，并被脂肪组织取代。

运动有助于产生更多的 T 细胞

然而，伯明翰大学和伦敦大学国王学院对 57 ~ 80 岁的自行车骑手进行的一项研究发现，持续锻炼可以保持免疫功能。年长的自行车骑手不仅体脂肪水平与年轻的自行车手相似，而且他们的胸腺产生的 T 细胞几乎与年轻人一样多。这项运动减缓了他们免疫系统的衰老。

伯明翰大学炎症与衰老研究所所长珍妮特·洛德（Janet Lord）是该研究论文的第一作者。她指出：

"我们的研究结果推翻了衰老会自动使我们变得更脆弱的假设。"

当然，如果不进行锻炼就达不到这个效果。

有规律的锻炼也可以通过改善循环来支持免疫系统，这使免疫细胞能够更有效地在体内移动到需要它们的地方。

微量营养素支持免疫系统

据《哈佛健康》（*Harvard Health*）杂志报道，大多数研究都指出"微量营养素营养不良"——基本维生素和矿物质的缺乏——是导致免疫衰老的主要原因。

大家都知道，缺乏维生素 A、维生素 B_6、维生素 C、维生素 D_3、维生素 E 和叶酸（维生素 B_9），以及矿物质硒、镁、锌和铜会导致免疫力下降[161]。

维生素 E

维生素 E 共有 8 种形式。根据塔夫茨大学的多项研究，α–生育酚维生素 E 可以增强先天性免疫系统，所以建议用于治疗有肺部感染风险的老年人[162]。补充 200IU（133mg）的维生素 E 降低了疗养院居民罹患上呼吸道感染的风险。这个剂量是安全的[162]，不能使用更高的剂量。

维生素 D

最近的研究表明，保持健康免疫功能所需的维生素 D 的最佳用量，比原来认为的要高得多，在冬天更是如此。现在人们普遍认为，维生素 D 的常年摄入量为 800IU 或 20μg。

尽管估计数各不相同，但现在对整个文献的回顾表明，在冬季的三个月里，对免疫功能真正有效的剂量可能高达 2000IU。

名列前茅的植物性食品

大量的植物性饮食可以支持人体免疫系统，因为植物性食品不仅仅含有丰富的维生素和矿物质，还含有保护性化合物，如 β – 胡萝卜素（根据需要转化成维生素 A）、叶黄素（有助于防止糖尿病患者和潜在糖尿病患者血糖升高引起的免疫力降低）[163] 和一系列防护黄酮类化合物和多酚。

深红色、蓝色和黑色浆果，包括蓝莓、黑加仑和树莓，是增强免疫力的多酚的极佳来源。

柑橘类水果也应该包括在内，因为它们含有维生素 C。

还有绿茶，它含有一种叫作 EGCG 的多酚，证明可以增强免疫功能。

大蒜是公认的免疫增强剂[164]。美国国家癌症研究所引用的研究表明，每周食用六瓣或更多大蒜的人患结直肠癌的风险降低 30%，患胃癌的风险降低 50%。所以，应当在烹饪中加入大蒜和洋葱。

绿叶蔬菜：西蓝花是最好的支持免疫的蔬菜之一，还有卷心菜、莙荙菜和菠菜。尽量减少烹调，以保持它们的营养成分。

坚果、种子和鳄梨都是维生素 E 的良好来源。前面谈到，维生素 E 不仅有助于缓解炎症（阻止一种称为 COX–2 的炎症通道），还有助于促进自然杀伤细胞（natural killer cells）更为活跃。这有助于增强免疫应答，并"对几种感染性疾病提供保护"[165]。

贝类含有锌，锌是维持免疫功能的必要元素。

蘑菇可以提高白细胞的水平和活性，从而增强免疫系统，甚至在某种程度上显示出抗癌的特性[166]。在超市里找找平菇，特别是不太常见的香菇、灰树花和灵芝，它们的效力更强。

　　把它们放到鸡汤里一起烹调：理想的搭配是在鸡汤中加入大蒜、洋葱和蘑菇。内布拉斯加大学的研究人员发现，鸡汤中含有大量半胱氨酸，有益于增强免疫力，降低炎性细胞数量。所以，鸡汤对免疫力和心灵都有好处，这并不是一个神话。

　　褐藻在很多亚洲饮食中很常见，它含有一种叫作岩藻多糖（fucoidan）的化合物。最近，斯隆－凯特琳癌症中心的体外研究表明，它有助于减少炎症并改善免疫系统[167]。值得注意的是，岩藻多糖还可以减少甲型流感病毒感染对肺部的破坏作用，这种病毒导致了 20 世纪至少三次大流行和冠状病毒感染[168]。

减轻压力

　　压力会抑制淋巴细胞 T 细胞和 B 细胞，使身体更容易生病，并且延长恢复时间。所以，应当每天做一次简单的、短时间的减压运动，形成习惯。我们稍后就会讲到。

支持先天性免疫系统

　　细菌和病毒的繁殖速度快得令人难以置信——通常是 20 ~ 30分钟。然而，正如我们所知，适应性免疫系统至少需要几天，或者几周，才能产生保护性抗体。先天性免疫系统在从你接触微生物到你出现适应性反应之间的这段时间保护你。

　　先天性免疫系统包括皮肤、呼吸道、唾液、黏液和白细胞等保护性屏障。这些白细胞包括树突细胞、自然杀伤细胞、中性粒细胞和巨噬细胞。它们将病原体识别为异己，并对其进行攻击。

　　这种攻击包括向入侵者喷洒致命的化学物质，对中性粒细胞和巨噬细胞来说，就是字面上的吞噬或"吃掉"它。巨噬细胞（macrophage）字面意思就是"大胃王"（big eater）。

他汀类药物可以恢复中性粒细胞的活力吗

　　最常见的先天细胞是中性粒细胞。在老年人体内，它们似乎失去了一些捕获病原体的能力。珍妮特·洛德（Janet Lord）是对骑车人胸腺研究项目的负责人，她感到中性粒细胞似乎失去了方向感。2019 年，她在试验现有的药物，看看中性粒细胞是否可以恢复活力时惊讶地发现，有一种非常常见的药物似乎可以做到这一点：他汀。

虽然这一发现尚未在人体试验中得到证实，但有数据显示，因肺炎入院的人中，使用他汀类药物的患者死亡率更低。然而，在使用他汀类药物之前，我们还有其他选择，因为他汀类药物会产生副作用。

天然化合物 1-3，1-6 β-葡聚糖

一种叫作"1-3，1-6 β-葡聚糖"的天然化合物可以支持和"启动"先天性免疫系统。这种化合物是从某些蘑菇的细胞壁或一种面包酵母中提取的。在后一种情况下，这些颗粒经过非常精细的研磨和纯化，不会引发酵母感染。

几千年来，人体的先天性免疫系统已经学会将酵母识别为一种潜在的病原体。因此，当它感知到 1-3，1-6 β-葡聚糖（与燕麦中的 β-葡聚糖不同）中的微观颗粒时，就会增加自然杀伤细胞、中性粒细胞和巨噬细胞的数量和活性水平。

被证明可以抵抗病毒、呼吸道感染和细菌感染

这增强的活动导致了更有效的先天免疫，从而对抗实际的威胁，包括流感或感冒病毒、一些呼吸道感染（respiratory tract infections，RTIs）、结核病（tuberculosis，TB）、肺炎，甚至是衣原体感染，或大肠杆菌、沙门菌或艰难梭菌等细菌感染。

2019 年，路易斯维尔大学免疫学系进行了一项荟萃调查，该调查涵盖了超过 2 万项关于各种"免疫调节剂"研究。他们发现，1-3，1-6 β-葡聚糖在所有被测试的化合物中"表现最佳"。研究

人员得出结论：

"目前有 80 多个临床试验在评估葡聚糖的生物效应，问题不在于葡聚糖是否会从食品补充剂转变为广泛接受的药物，而在于多快……此外，葡聚糖相对便宜，副作用的风险极低。[169]"

我们再一次看到，他们默认的立场还是如何将任何有效的营养产品归类为药物。幸运的是，1–3,1–6 β – 葡聚糖不是药物，而是一种天然化合物。

甚至对癌症和辐射损伤也有积极的作用

这些研究启发了其他研究人员[170]，他们成功地调查了 1–3,1–6 β – 葡聚糖在癌症病例中的应用，得出的结论是："大量动物和人类研究显示了对各种肿瘤的显著活性。[171]"

位于贝赛斯达（Bethesda）的武装部队放射生物学研究院的迈拉·帕琴（Myra Patchen）甚至测试了 1–3,1–6 β – 葡聚糖对于核辐射损伤的作用，发现它能显著改善存活率[172,173]。

在肯塔基州的布朗癌症中心和其他一些地方，1–3,1–6 β – 葡聚糖也被用作"辅助疗法"——在主要的癌症治疗之外给予的治疗，以使得疗效最大化[174]。

2019 年发表在《国际分子科学杂志》（*International Journal of Molecular Science*）上的一项调查得出结论：

"……β – 葡聚糖可能在未来预防和抑制肿瘤生长的治疗策略中发挥重要作用。[170]"

安全自然，不会引起细胞因子风暴

作为一种安全的和天然的分子，1–3,1–6 β – 葡聚糖得到了迟来的广泛认识和使用。

安全性是一个重要的问题，因为免疫系统会受到过度刺激。这可能导致所谓的细胞因子风暴——免疫系统变得过度活跃并损害组织。例如，紫锥菊（echinacea）具有毋庸置疑的免疫调节作用，但一些健康作家担心，持续或过度使用紫锥菊可能导致上述情况。然而，β－葡聚糖只是启动，而不是刺激免疫系统。

益生菌可以支持两个免疫系统

我们前面看到，70% 的免疫系统位于肠道。这就鼓励了对益生菌和益生菌补充剂作用的研究——它们是"友好的"有益细菌。

2019 年，营养学研究（*Nutrition Research*）中进行的一项关于补充益生菌的荟萃分析发现，服用 3 ～ 12 周的益生菌补充剂，可以通过刺激身体产生自然杀伤因子和 T 细胞，"显著"增强健康老年人的自然免疫系统标志物 [147]。

但是，调查对于哪些菌株特别有效的说明似乎很有限。有迹象表明，乳酸双歧杆菌、鼠李糖乳杆菌和干酪乳杆菌是最有效的。这一结论也得到了其他研究的支持，这些研究也指出植物乳杆菌和短双歧杆菌具有免疫调节作用。

免疫球蛋白 A（IgA）抗体是适应性免疫系统的重要组成部分。抗体是免疫系统产生的蛋白质，用来对抗细菌、病毒和毒素等抗原。IgA 在黏膜中含量很高，特别是在呼吸道的黏膜中，所以它对抗流感很重要。

2013 年的一项研究 [175] 表明，乳酸菌菌株可能主要诱导先天性免疫反应，帮助杀死肿瘤细胞，而双歧杆菌菌株则发挥更多的调节作用，包括 IgA T 细胞的总启动。

虽然对益生菌的研究已经进行了几十年，但我们仍有很多东西需要了解，尤其是单个菌株的作用。目前合理的结论是，随着年龄的增长，多菌益生菌补充剂是值得尝试的。

我们知道，多菌益生菌补充剂可以帮助排除病原微生物，有助于更好地消化支持免疫系统的营养物质。但同样重要的是，它们能够保持益生元纤维的摄入量，以确保益生菌有足够的食物来繁殖和生长。

活性酸奶也能帮助提高益生菌水平。但是，超市里的很多品牌都是巴氏杀菌的，这会严重降低益生菌的活性。

群体感应——不要低估病毒和细菌

你可能没有遇到群体感应（quorum sensing），但它遇到了你！

一个单独的病毒或细菌不会对你造成任何伤害。只有当它们的数量达到临界数量时，它们才会构成威胁——而且它们似乎"知道"这些。

令人难以置信的是，病毒和细菌能够感知它们的"人口"密度是否足以发动一次成功的入侵；他们要达到"群体个数"。为了达到这个目的，它们会发出称为自诱导物的化学信号，通过表达基因来增加它们的浓度，并随之增加它们的毒性和流动性。

实际上，它们开始像一个协调的多细胞有机体一样行动，就像一个由个体组成的蜂巢，但是工作起来协调一致。这种协调性使得细菌和病毒可以等到它们的数量足够大时发起大规模攻击[176,177]。

群体感应细菌和病毒在它们的表面有一层生物膜，其中包含实现这种出色交流的传感器。群体感应催生了一种名为"群体感应抑制剂"的药物，用来破坏微生物发送和接收信号的能力。同时，一些芳香植物和香料，如生姜、大蒜、丁香、香草和辣根也有群体感应抑制剂的功效。

众所周知，我们正处在一个抗生素就要被耗尽的时代，这种方法可能给我们带来另一种希望的途径：一种基于抑制群体感应的广谱抗生素[178]。

COVID-19 和免疫衰老

到目前为止，年龄是这种新型冠状病毒导致不良结果的最大风险因素。这个不是实足年龄，而是加速增长的生理年龄——伴随着高水平的炎症和弱化的免疫系统。然而，我们的建议可以显著降低感染新型冠状病毒导致的严重后果。

【本章小结】

- 多吃水果和蔬菜，包括红莓、柑橘类水果、西蓝花、菠菜、胡椒和大蒜。
- 确保饮食中经常包括蘑菇，最好是灵芝、灰树花和香菇。
- 每天至少吃两份全谷物。
- 每天食用天然、无糖、最好是有机的活性酸奶。
- 每天吃一些混合坚果和种子——其中的维生素 E 可以增强免疫系统。
- 冬季补充额外的维生素 D——2000IU。
- 减少酒精的摄入。
- 每天至少睡眠 7 ~ 8 小时。
- 尝试补充多菌株益生菌——尤其是在使用了抗生素之后，因为抗生素同时杀死了有益和有害的细菌。
- 多吃发酵的食物，比如德国酸菜、开菲尔乳、泡菜和红茶菌（kombucha），以及可发酵纤维食物，如燕麦、菜豆、豌豆、鹰嘴豆和大豆。
- 锻炼有助于保持胸腺的活性。
- 补充 1-3,1-6 β - 葡聚糖，特别是在冬季。
- 抑制 mTOR 可以减少"免疫衰老"。减少热量摄入，多吃植物蛋白而不是动物蛋白。
- 如果需要的话，应当减肥，因为肥胖会对免疫系统产生负面影响。

第十二章 应对措施小结

衰老的标志	如何应对？对付衰老威胁的食物、营养素和运动
1.细胞衰老	通过衰老细胞裂解剂增加自噬 含有黄酮类化合物的水果和蔬菜，特别是含有非瑟酮的草莓、蘑菇、豌豆和发酵食品，烟酰胺形式的维生素 B_3，麦芽中的亚精胺，葡萄籽提取物，类胡萝卜素（叶黄素、番茄红素和 β – 胡萝卜素），奥米伽 –3，大豆中的染料木黄酮 运动 / 活动，热量限制
2.DNA 损伤不断积累	促进 DNA 修复 通过 NAD+ 增加膳食抗氧化剂并促进 SIRT 蛋白（去乙酰化酶蛋白）。 含有多酚和黄酮类化合物的水果和蔬菜，烟酰胺形式的维生素 B_3、维生素 D_3、维生素 K 和叶酸、硒、锌、类胡萝卜素、绿茶、姜黄素、葡萄籽 运动 / 活动，热量限制

衰老的标志	如何应对？对付衰老威胁的食物、营养素和运动
3. 线粒体功能失调	促进线粒体修复 烟酰胺、维生素 E、复合 B 族维生素、硒、锌、辅酶 Q10、奥米伽 -3、姜黄素、绿茶、黄酮类化合物
4. 有益基因被关闭，有害基因被打开	触发表观遗传改变 增加谷胱甘肽的水平，以其中富含硫和蛋氨酸的甲基供体食物为特色。 叶酸、甜菜碱、胆碱、黄酮类化合物，活化丁酸盐的益生元纤维食物，包括大蒜、韭葱、洋葱，增加发酵食品 运动 / 活动，热量限制
5. 端粒变短	减缓端粒的损耗 奥米伽 -3、维生素 D_3、叶酸、甜菜碱、维生素 B_{12}、橄榄油、黄酮类化合物、类胡萝卜素、坚果、种子 运动 / 活动，降低压力水平
6. 干细胞的消耗	减少干细胞的损失 维生素 D_3、浆果多酚、绿茶 热量限制，运动 / 活动
7. 营养传感能力减弱	下调 IGF-1 胰岛素感应和 mTOR 增加 AMPK 和去乙酰化酶的水平 可溶性膳食纤维食物、富含多酚的水果（尤其是浆果）、十字花科蔬菜、姜黄素、奥米伽 -3、植物而不是动物蛋白、大豆异黄酮 运动 / 活动，限制热量

续表

衰老的标志	如何应对？对付衰老威胁的食物、营养素和运动
8. 细胞间通信不畅	减轻炎性衰老 多酚、胆碱、肌醇、奥米伽 –3 低剂量阿司匹林？
9. 蛋白质积累的错误	支持保持蛋白质稳定的伴侣分子 减少蛋白质折叠错误 改善自噬 绿茶、绿茶提取物、姜黄素、槲皮素、亚麻子、葡萄籽提取物、橄榄油、香料、大蒜 热量限制，运动 / 活动

其他对健康的威胁	如何应对？抵消威胁的食物、营养素和运动
微生物组不平衡	增加益生元 / 高膳食纤维食物并尝试益生菌 全谷物、菜豆、豌豆、鹰嘴豆、蔬菜，发酵食品如德国酸菜、味噌、开菲尔乳、酸奶 尝试多菌株益生菌补充剂
免疫系统衰老	多吃水果和蔬菜，特别是红莓、柑橘类水果，发酵食品和可发酵纤维食品，如豆类、豆科植物和蘑菇 全谷物、坚果、种子 在冬季（深色皮肤的人则全年）补充维生素 D 考虑 1–3,1–6 β – 葡聚糖补充剂 运动 / 活动

最佳选择：全系列的维生素与矿物质
所有的衰老标志和其他威胁也需要全系列优化组合的 23 种基本维生素和矿物质来应对

以上内容思维导图

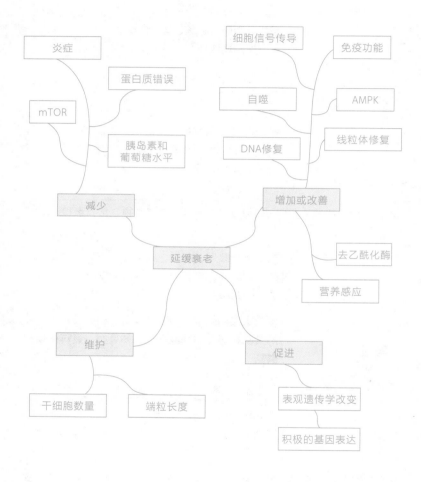

第二部分

延缓衰老综合计划

衰老在很大程度上是损伤和磨损的累积[179]，包括累积性 DNA 损伤、蛋白质损伤、线粒体损伤、端粒损伤和细胞通信损伤。

在人生最初的三四十年里——我们的生育年龄段——损伤和磨损都能得到很好的修复。因为自然选择造就了我们的身体，最大限度地增加了我们活得足够长的机会，以繁殖和传递我们的基因。

然而，一旦实现了这一点，选择用于生育的基因就不再那么重要了。大自然开始对你失去兴趣！

因此，如果不采取特定的行动，修复机制就开始弱化，这是所有衰老标志的共同特征。所以，如果你想保持健康，想比平均寿命长 20 年，你的生活方式就必须减少磨损，促进修复。

以应对 10 个基本衰老因素为切入点，目的是同时推迟或预防所有年龄相关性疾病的出现，而不是等到各种疾病出现时再一个个治疗。因为，到那时，损害已经形成。

该怎么做呢？本部分就给出答案。

第十三章　心情愉悦，身体健康

为什么周一死于心脏病的人比一周中的任何一天都多？

或者说，为什么 1 月 6 日是撒玛利亚救助热线电话的高峰日？（译者注：撒玛利亚热线是一家在英国注册的慈善机构，旨在通过电话热线为整个英国和爱尔兰陷入困境或有自杀风险的人提供情感支持。）

答案是压力激素的增加——与重返工作的焦虑有关。这些压力激素的释放最初是由思虑触发的。

虽然大多数人都能理解思想和情绪会影响健康，但生物学家却不那么容易接受这个观点[180]。因为，直到最近，情绪在细胞水平上影响健康的方式还不甚明了。

到目前为止，本书的每一章都有一个科学家遵循的指导原则：向读者展示证据，然后解释为什么这可能是真的。那么，当我们说快乐的人通常更健康更长寿时，我们是不是偏离了"硬"科学而进入了"软"科学？

我认为，如果没有心理健康，这本书中的其他发现和建议将是毫无意义的。延长保持健康的岁月，其目的不就是为了确保它们是幸福的岁月吗？

让我们从"硬"科学说起。

积极向上的人寿命延长 7.5 岁

贝卡·利维（Becca Levy）是耶鲁大学流行病学教授，也是衰老心理学领域的首席研究员。在对 660 名老年人进行了 23 年的跟踪研究后，她和她的团队在 2002 年发表了一篇论文。

该论文表明，那些对衰老持积极态度的人比持消极态度的人多活 7.5 岁[181]。

他们在 2015 年做了进一步的研究。发现对步入老年持负面看法的人，其大脑中与学习、情感和记忆有关的海马衰退最为严重。

更重要的是，尸检结果显示，"末日论者和悲观论者"的淀粉样斑和 T 蛋白缠结（tau tangles）的堆积要比乐观主义者大得多，而这些都是阿尔茨海默病的信号。

埃里克·金（Eric Kim）是哈佛大学医学院的一名衰老研究专家，他的网站信息表明，他的研究"旨在了解社会环境对心理健康和身体健康之间联系的影响"。他对 7000 名 65 岁以上的老人进行了长达 7 年多的跟踪调查，发现在生活中有明确目标是健康衰老的关键因素。

具有明确生活目标的人更加关心自己的健康，更好地进行预防性医疗筛查，采用保护性膳食和更积极的生活方式。他们希望生活更长的时间以实现自己的目标。

金的部分灵感来自日本冲绳岛，这是一个长寿蓝色地带。那里的人使用"生き甲斐"（ikigai）这个词，翻译过来就是"生命的意义"。

金的团队建议退休人员参加志愿者工作，这将使我们一直在探索的健康老龄化战略对社会的经济效益倍增。由于延缓衰老的人们推迟了自己生病的时间，健康服务成本也随之减少。因此，如果他们做出积极的贡献，其收益就会加倍，并且处于良性循环。

然而，你的心态如何影响你的身体呢？是什么机制把想法和情绪转化为身体的健康状态呢？

大脑 / 身体信息网络

早在 1997 年，美国国家卫生研究院的研究员坎迪斯·佩特（Candace Pert）就写了一本名为《情感分子》（*Molecules of Emotion*）的书。该书引起了很多人的兴奋和争议，因为她在书中提出大脑和身体系统是如何在一个巨大的"通信网络"中连接在一起的。而此前普遍认为它们之间很少有联系。

她证明了免疫系统、内分泌系统（分配激素）和大脑中的细胞都有类似的受体。

这些受体对在身体和大脑中循环的神经肽（neuropeptides）产生反应。这些神经肽是大脑、身体和免疫系统之间协调的信使。这解释了精神是如何在大脑和身体中产生物理变化的。

正如坎迪斯·佩特指出的：

"当你的感受发生改变时，这种肽的混合物会在你的身体和大脑中流动。它们正在改变你体内每个细胞的化学成分。"

两种人生经历，一个积极，一个消极

我对研究健康的兴趣可以追溯到我母亲 50 多年前的突然去世。这完全出乎我的意料。几个月后，父亲死于不宜手术的胃癌。在那时，我认为是悲伤的情绪摧毁了他的免疫系统。我相信，现在我们知道这是怎么发生的了。

然而，思想也能以积极的方式有力地影响身体。在 20 世纪 70 ~ 80 年代，我积极参与了人们如何有效学习的研究，并为写了一本名为《快速学习》(*Accelerated Learning*)的研究著作。

我记得在 1981 年的一次教育研讨会上，一位名叫玛丽莲·金的美国五项全能运动员的发言。1980 年，她成功地参加了美国奥运代表队的角逐，但在距离奥运会选拔赛只有几个月的时候，一场车祸使她住进了医院。

她只能躺在床上，一遍又一遍地想象自己作为一名五项全能运动员需要做的游泳、跑步、击剑和马术动作。

当她最终出院时，离选拔赛只有三周的时间。她的教练认为，她可能会因为长时间住院而失去协调性和大量的肌肉。所以她将会出局。

然而，他们惊讶地发现，她几乎没有丧失体能，不仅能够参加选拔赛，而且还获得了第二名！不幸的是，由于美国抵制莫斯科奥运会，她最终没能参加。

想象和心理意象对她的身体产生了直接的和显著的影响。

2006 年，维基·布劳尔（Vicki Brower）的一项研究表明，心理意象可以通过表观遗传改变转化为物理变化。该研究总结道：

"由于大脑与神经系统、内分泌系统和免疫系统之间存在着通信网络，所以精神和身体之间并没有真正的区别。"

玛丽莲·金的例子相当极端，但如果你怀疑自己的想象力是否足以影响你的身体，就问问自己：你曾经担忧过吗？

例如，你的孩子回家晚了，你就会担心。担忧是想象可能发生的——但是虚构出来的——负面事件，却足以在你的身体里引发一种真实的生理反应。噩梦过后被吓醒也是同样的过程。梦中的事件不是真的，但你的身体的反应却就好像它们就是真的一样。

我们的思想、感情、信念和态度会对我们的生理机能产生积极或消极的影响。我们的思想影响着我们身体的健康程度。

强调积极向上，抑制消极低沉

现代世界不断提出要求。永不休止的"注意力经济"让我们被无尽的信息流所吸引。找到片刻的宁静、放松、释放压力和感受平静是很重要的。

压力加速衰老。研究表明，长期的压力（和抑郁）会提高皮质醇水平，加快端粒缩短的速度[182,183]。

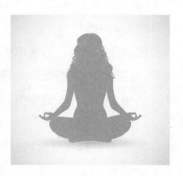

深呼吸可以减轻压力

以下 6 个简单的步骤可以帮助你控制身体的自主神经系统，减少焦虑和应对压力。

心灵放松 1 分钟

1. 停下正在做的事情，坐直，向上看，然后深吸一口气。

2. 你可能已经感到有点放松了，你几乎肯定想微笑。"灵感（inspire）"这个词就来自拉丁语"吸气（inspirare）"。

3.保持背部挺直姿势，将一只手放在腹部，另一只手放在胸部。

4.开始用鼻子更深地吸气，这样你就能感觉到你的腹部每次吸入空气的时候向外推你的手，当你呼出的时候又缩回去。

5.继续慢慢地深呼吸，慢慢地数到五。呼吸应该首先让腹部鼓出来，然后抬起胸部，让肺充满——这是我们正常的浅呼吸所做不到的。看看你是否可以延长呼气时间，直到它是吸气时间的两倍。

6.为了最大限度地释放紧张感，每次呼气时都低声或默念"放松"（c-a-l-m），或者在呼气时拉长"松"（M）的读音——这个技巧有一个迷人的名字，叫"大黄蜂呼吸"。

只需8轮深呼吸就能帮助你减轻压力和焦虑。这样的呼吸可以让你静下心来，把你带回到现时的状态。

如果你有一个具有挑战性的任务，你可以把这个练习和你面前的任务用想象结合起来。这种结合将增强你对挑战的心理和生理准备。我们生活在一个充满压力的世界，这个简单的方法是经过充分研究验证的减压技巧。

为什么像这样的深呼吸有用呢？当你感到平静和安全的时候，你的呼吸自然减慢和加深。通过模仿平静、放松的呼吸，有助于给你带来同样的安全感。

此刻，你正在刺激迷走神经，它是副交感神经系统的一部分，有时也被称为"休息和消化系统"。这个系统是对交感神经系统的补充，交感神经系统包括战斗或逃跑反应。

几个世纪以来，人们就知道深沉、放松的呼吸的好处，并且控制呼吸来改善他们的健康。中国人称为"气"，印度人称为"prana"，希腊人称为"pneuma"。拉丁语词spiritus是"精神（spirit）"和"呼吸（respiration）"的词根。

到户外去

进行户外活动，最好是在绿色空间。虽然其好处无须反复强调，但是如果你需要一些额外的理由，考虑一下：

- 植物精气（phytoncides）是由植物产生的。它们具有抗细菌和抗真菌的特性，帮助植物对抗疾病。科学家们认为，在森林散步时吸入植物精气（日本人称为"森林浴"），可以增加我们的自然杀伤细胞的水平，这种白细胞有助于抵抗感染和疾病。

- 你真的应该停下来闻闻花香。研究表明，松树、玫瑰和新割的草等自然气味会让你感觉更平静、更放松。这是免费的芳香疗法！

- 冬季白天变短、光照强度降低会引发季节性情感障碍（seasonal affective disorder，SAD，一种以焦虑、疲劳和悲伤为特征的症状）。待在户外可以增加光照强度，减少SAD，就像复合B族维生素一样。

- 维生素D是维持身体正常运转所必需的。我们90%以上的维生素D来自不经意间的阳光照射。

2010年，埃塞克斯大学的研究人员报告了一项荟萃分析的结果。该分析显示，仅仅5分钟的"绿色"锻炼就能改善自尊和情绪[184]。

身体锻炼

在这本书中，运动/锻炼的重要性成为始终如一的主题。这包括每周5天以适当的速度步行至少30分钟（可以分为3次，每次10分钟）。还有我们在第十四章详细介绍的简单核心力量训练。

大量研究也证实了普拉提、瑜伽、太极或气功的益处。但如果你逃课就达不到目的了！

正念训练

过去几年，人们对正念训练（mindfulness）的兴趣激增。

已经证明，正念训练可以缓解压力，有助于治疗心脏病，降低血压，减少慢性疼痛，改善睡眠，改善生活满意度，甚至可以缓解一些胃肠问题[185]。

我们在本书中已经看到了一些研究，包括迪恩·奥尼什（Dean Ornish）的研究，都将正念和减压纳入了他们的方案中。其中一个关键的要素就是上面讲到的深而有节奏的呼吸。

乔恩·卡巴特－奇恩（Jon Kabat-Zinn）是马萨诸塞大学医学中心减压诊所的创始人和前任主任。他是将正念冥想引入主流医学的关键科学家之一。

正念训练的目的是通过有意识地关注思想和感觉，不带任何评判，达到一种警觉、集中放松的状态。注意力集中在当下——一种冥想的状态。

有许多优秀的网站会教你正念冥想，但其基础其实很简单。

简单的正念训练

坐在直背椅子上或盘腿坐在地板上。

安静地坐着，专注于自然呼吸。注意空气吸入和呼出时鼻孔的感觉。当你吸气和呼气时，你的腹部会起起落落。

允许思想和杂念来来去去——不带任何评判——继续把你的注意力回到呼吸上。

你可以轻轻念出来"放松"（c-a-l-m）这个词。

注意身体上的任何感觉（比如发痒），同样不加判断，让它们过去。

注意你身体每个部位的感觉，一个接一个地，从脚趾慢慢到头顶。承认感觉的存在并释放它们。

注意并允许情绪出现，同样不要评判。不给任何一种情绪贴上标签，不去想它们意味着什么，不管是愤怒、沮丧、快乐还是悲伤。

不加评判地接受你的情绪，然后释放出去。

如果你走神了，注意它去了哪里，然后轻轻地将它重新引导到当下的感觉上。

我们的目标不是为了让头脑"清空"而忽略或摆脱自己的思虑，而只是为了全神贯注地注意出现的东西。

在你无法控制的外部压力造成的不愉快的情况下，正念冥想尤其有效。

我当然不是专家，但我可以肯定，哪怕仅仅是 15 分钟的正念训练就能创造一种非常镇定、平静与放松的感觉。这是现代生活压力所急需的解药。

建议每周至少有一天进行 15 分钟的正念训练，给自己带来心灵平静的益处。

有关正念 / 冥想的课程见如下链接：acceleratedlearning. com/delay-ageing.

但是，正念训练能够延缓衰老吗

我们已经了解到，诺贝尔奖获得者伊丽莎白·布莱克本（Elizabeth Blackburn）是如何将长期压力暴露和抑郁症与端粒长度缩短及由此导致的寿命缩短联系在一起的 [186]。

在为纽约科学院撰写的一篇文章中，她和其他研究人员得出结论：

"冥想练习可以通过减少应激激素和氧化应激，以及增加可能保护端粒的激素来促进……细胞长寿。"

所以，我认为答案是肯定的。

个人成长和生活的目的

"生活的目的就是过有目的的生活",这是作家罗伯特·巴尼的格言。

这句话呼应了研究人员在长寿蓝色地带得出的结论。是的,他们的饮食很健康,并且日常锻炼是他们生活的一部分,他们确实生活在一个紧密联系的社区里,而且,直到他们老到垂死,都有一种使命感。

那么,你最近为自己设定了什么有意义的目标呢?

我们每个人都必须找到自己早上起床的理由,而且,它是健康长寿的关键因素。如果你一味"服老",你就放弃了决定自己未来的权力。

本章最后还有两点考虑:

- 健康不仅仅是没有疾病——它是一种身心健康的状态。
- 只有当你回头看,而不是向前看的时候,衰老才会开始。

第十四章　坚持锻炼

对于那些急于求成的人，我这里有些好消息。有些活动可以在最短的时间内收到最大效果。

我平时工作忙碌，而且都是伏案写作。如何花最少的时间、用最少的努力达到健康的目的，一直是我的目标。不是因为我懒，而是因为每天花一个小时做运动不容易。因此，我强调的是，你每天只需 37 分钟就能实现多少目标。当然，这并不一定是你花费的最长时间！

增强心脏健康和肺活量

每天 3 次，每次 10 分钟，胜过每天 1 万步。

你有没有想过"每天走 1 万步"这个建议的含义？每天步行大约 8 千米！

好吧，你会很高兴得知，1 万步从来都不是科学研究的结果。由于一位日本医生发明了一种计步器，并将其命名为"万步计"，它逐渐进入了公众的视野。字面意思是"计量走 1 万步的装置"，而这只是一个广告词。

幸运的是，我们不必每天步行 8 千米来保持健康。我要感谢英国电视医生迈克尔·莫斯利（Michael Mosley），他为我安排了一个挑战性小得多的健身计划。

每天 3 次 10 分钟的快走

莫斯利（Mosley）博士与谢菲尔德哈勒姆大学的科普兰（Copeland）教授合作，对两组人进行了测试。一组每天走 1 万步，另一组每天 3 次 10 分钟快走。所谓快走，就是步伐快得还可以说话，但是不能唱歌 [187]。

结果呢？ 3×10 分钟快走方案不仅实用而且容易坚持。参加 3×10 分钟方案的人实际上比走 1 万步的人处于气喘吁吁，心率加快的状态时间更多一些。

研究人员指出，心率升高是关键的健康收益。尽管他们"只"走了大约 3000 步，但他们获得了更好的有氧运动的价值。

事实上，高强度的运动甚至可能对一般人产生反作用。众所周知，优秀运动员在长期运动后，由于免疫功能受损，上呼吸道更容易被感染 [188,189]。

甚至有一种理论认为，生物消耗氧气的速度越快，它的寿命就越短，因为快速吸入氧气可能会增加氧化或自由基的损害。这就意味着，随着年龄的增长，适度的运动可能比剧烈运动更好。

或者每周跑步一次

你是否想再增加一点儿运动量？ 2019 年，《英国运动医学杂志》（*British Journal of Sports Medicine*）发表了一篇对此前发表的 14 项研究的分析，该分析涉及 232149 名跑步者。他们发现，与不跑步的人相比，即使那些自称每月跑步一次的人，因任何原因而死亡的风险降低了 27%。

爱尔兰伊玛克特教育学院的运动生理学家伊莱恩·穆塔夫

（Elaine Murtagh）评论道：

"这对很多找不到时间锻炼的成年人来说是个好消息。无论跑多少总比不跑好。"

所以，如果可以的话，每周或每两周慢跑一次可以帮助你保持健康。同时，每天 3 次 10 分钟快走应该是一个日常目标。但是光靠走路或跑步是不够的，因为要保持健康，你需要进行一些"力量训练"。

增加核心力量

我意识到"力量训练"这个词可能会让一些人不愉快。但这一切意味着要保持足够的身体力量，以防止骨质流失、关节疼痛和失去平衡。

谁都想强身健体。再说了，谁想软弱无力呢？

如果没有健身锻炼，60 岁以上的人平均每年会失去 3% 的肌肉。相当于在十年期间损失了 30% 的肌肉！核心力量训练和 3×10 分钟的快走结合起来可以抵消这一损失。

力量训练也不意味着一定要穿着健身衣去健身房。我们所介绍的练习不需要任何器械，它们用于身体平衡、柔韧性和灵活性等一系列强化肌肉群的训练。优先考虑的是加强腿部、手臂，尤其是核心部位力量的锻炼。

腿部失去力量的人行走困难，也更难维持健康体重。因为瘦体重（lean body mass），也就是肌肉，自动燃烧的热量比脂肪多。所以，增加肌肉意味着更容易保持体重。

随着年龄的增长，手臂无力的人最终会难以从椅子或地板上站起来。

在身体核心部位——躯干和骨盆的肌肉——失去力量的人容易出现腰痛，平衡能力也会下降。强壮、灵活的核心部位几乎支持健康身体的各个方面。核心部位的活动能让你的心跳加快，呼吸更加急促，促进血液流动——更好的血液流动和核心部位的肌肉力量也能带来更好的性生活。

四项实用练习

这不是一本关于健身的书，而是一本关于延长健康寿命的书。虽然有一些非常好的锻炼应用，但是有四种基本的运动可以让你保持健康，而且是几乎每个人都能做的。

因为我不知道你的年龄和健康水平，所以我不建议你在没有医生监督或允许的情况下做这些运动。

然而，这些运动可能会被包括在任何现场或在线普拉提训练班的课程中。在训练班里学习的好处是，教练会监督你，确保你不会尝试得太多、太快，而且会有一个充满活力的团队来激励你。瑜伽、太极或气功也是非常好的选择。

在开始任何运动之前，记住热身和准备活动的重要性。如果你有骨质疏松、腰酸背痛，或任何其他健康问题，在做任何运动之前要和你的医生谈谈。

我可以在 7 分钟内做完这四个练习。把它们列出来是为了说明这样一个事实：把核心力量锻炼纳入日常生活并不需要花费很多时间。

四项实用练习

平板支撑

前臂放在地板上，肘部在肩膀正下方，手向前，手臂平行。

将腿向后伸展，脚趾立在地板上。从肩膀到脚跟形成一条直线。不要把臀部抬起来。

收紧整个躯干和骨盆的肌肉，保持下背部挺直。臀部不要下垂，也不要翘向天花板。

让头和脖子处于中间的位置，眼睛盯着双手。

保持这个姿势至少 1 分钟，最好是 90 秒。

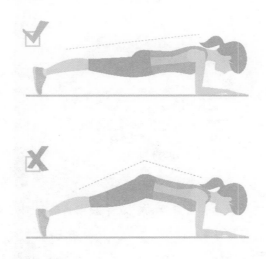

四项实用练习

桥式运动

平躺，双手放在身体两侧，双膝弯曲，双脚平放在膝关节下方的地板上。

收紧腹部和臀部肌肉。

抬起臀部，使膝关节和肩膀在一条直线上。

收紧核心部位肌群，将肚脐向后拉向脊柱。

保持 20 ～ 30 秒，然后恢复到原来的姿势。

至少连续做 5 遍。

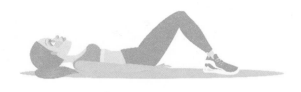

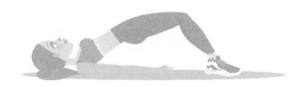

四项实用练习

仰卧起坐

仰面躺在地板上，双膝弯曲，双手放在头部两侧，不要让颈部紧张，这一点非常重要。

将肚脐拉向脊柱。

慢慢地收缩腹肌，让肩胛部稍微离地 3 ～ 5 厘米。

起身的时候呼气，保持颈部伸直。想象你的下巴下夹了一个网球。这就是在练习中下巴要保持的角度。

身体抬起后保持位置几秒钟，持续呼吸。

慢慢躺下来，整个过程不要放松。

重复 10 遍这个动作。

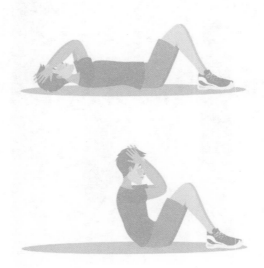

箭步蹲

直立，双腿微微分开，脊柱挺直。向前看。

左腿向前迈一步，双膝弯曲成90°角。确保右膝不接触地面。右脚脚趾着地，足跟向后。

身体仍然应该是直立的，不要弯腰。

保持这个姿势10秒钟，再回到起点。然后，右腿向前迈一步，重复这个过程。感受足跟、"股四头肌"（在大腿前部）和"臀大肌"（塑造你臀部的肌肉）的伸展。

保持膝关节的压力最小。如果你感到压力太大，迈出的步幅可以短一些。

有些人在练习的同时加上哑铃，上下弯曲手臂来锻炼上半身。

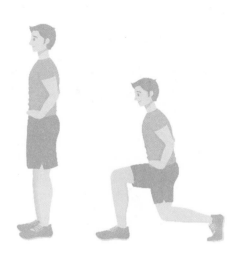

上面的四个练习是大多数老年人都能做的小范围运动，但是，有可能需要根据你的健康状况稍微修改一下。

如果你正在寻找免费的手机应用程序，让它告诉你如何做一系列快速、有效、不需要设备的日常活动，并根据你的个人目标为你建立一个计划。那么，请查看一下"7分钟锻炼"（7-Minute Workout）。里面有插图，以确保每个动作都正确并避免受伤。

单腿独立的惊人效果

你需要强壮的肌肉和核心力量来保持良好的平衡。但随着年龄的增长，平衡感会恶化，视力会下降，关节和肌肉的感知输入变得不可靠，内耳中检测运动的细胞也会减少。

根据英国国家医疗服务体系（NHS）的数据，65岁以上老人中有 1/3 每年至少跌倒 1 次，而在 80 岁以上的老人中这一比例为 50%。虽然低血压和心脏病都是可能原因，但平衡不良也是一个重要的因素。脚踝无力是绊倒和跌倒的常见原因，因为如果崴脚，受伤的韧带可能会以一种令其变得更松弛的方式愈合，将来则更容易受伤和跌倒。

改善平衡和脚踝力量有助于防止跌倒和骨折，特别是预防可能导致的髋部骨折。英国老人慈善机构（Age UK）组织的一项调查发现，36% 的老年人称跌倒是他们主要担心的健康问题。

单腿站立是一个虽然简单但非常有效的提高平衡能力的锻炼，这听起来有点不可思议。专家建议可以在刷牙的时候单腿站立，中途双脚互换。

用单腿平衡进行脑健康检查

京都大学的研究人员招募了近 1300 名 67 岁左右的男女，让他们睁着眼睛单腿站立，保持平衡约 20 秒钟，然后对他们的大脑健康状况进行测试。其结果令人不安[190]。

超过 30% 的受试者在这段时间内无法保持平衡，这些人要么患有"脑小血管病"，要么有微小出血，或两者都有。

脑出血会导致中风。脑小血管病会引起供血不足导致组织死亡，并与认知功能下降，以及痴呆、阿尔茨海默病和帕金森病的出现有关。

在京都大学领导这项研究的田原康玄博士说：

"单腿保持平衡的能力是对大脑健康的重要测试。"

英国医学研究委员会发现，在 53 岁时能够闭着眼睛单腿站立10 秒钟的人最有可能在 13 年内保持健康[191]。

你的平衡能力如何

发表在《老年物理治疗杂志》（*Journal of Geriatric Physical Therapy*）上的一项研究测量了不同年龄组的人平均单腿平衡时间，以确定可以被认为是"正常"的水平[192]。他们称之为"单脚站立测试"（uni-pedal stance test）。

做这个测试时，手放在臀部，单腿站立，计算站立的时间。当抬起的脚触地或接触另一条腿时，或者必须将手臂从臀部抬起以保持身体稳定时，停止计时。

各年龄段的"正常"时间如下：

年龄	睁开双眼	紧闭双眼
40 岁以下	45 秒	15 秒
40 ~ 49	42 秒	13 秒
50 ~ 59	41 秒	8 秒
60 ~ 69	32 秒	4 秒
70 ~ 79	22 秒	3 秒
80 ~ 99	9 秒	2 秒

但是，不要对你的结果沾沾自喜。作为宣传活动，在中国这项比赛甚至可以赢得一辆新车，当然只有单腿站立时间最长的人才能成为获胜者。车钥匙最终被一个坚持了 7 个小时的人赢走了。

与多项吉尼斯世界纪录参赛者苏雷什·约阿希姆（Suresh Joachim）相比，即便是这样的成绩也相形见绌。他能单脚站立保持平衡达 76 小时 40 分钟。

运动是推迟衰老的关键

不运动是心脏病、癌症和糖尿病的危险因素。2018 年的一项研究表明，长时间看电视与冠心病的显著增加有关 [193]。另一项研究甚至声称，每看 1 小时电视，会减少 22 分钟的寿命 [194]！

当然，我们都会去看电视，但每小时起身走动几分钟是明智之举。

如果运动是一种药物，我们都应该服用。因为每天 37 分钟的运动能促进细胞自噬，降低患心脏病和癌症的风险，提高大脑健康，增强肺部功能，调节血压，改善情绪，增强骨骼和肌肉，帮助控制体重，降低血糖水平，改善肤色及改善性生活。

我也报名!

第十五章　减少热量摄入

几乎所有长寿研究人员都认为"热量限制"可以延长寿命——至少在实验动物身上是这样。

这项研究已经进行了几十年，已经对各种动物进行了研究，主要是蠕虫、螃蟹、蜗牛、果蝇和啮齿动物。

在这些研究中，当实验动物比平时少摄入 10% ～ 30% 的热量，但同时提供所有必需的营养时，许多动物的寿命显著延长。几种疾病尤其是癌症的发病率也降低了。

这并不奇怪。我们已经看到，对抗衰老细胞、DNA 损伤、干细胞丧失、营养感应降低和蛋白质错误累积等问题的方法之一，就是热量限制。

但是，我们的目标不是不惜任何代价延长寿命，而是要延长健康的寿命。实现这个目标的方法应当切实可行且令人愉快，否则很少有人会遵循它。

我认为"热量限制"和"间歇性禁食"这两个短语既消极又没有帮助，因为有一些明智的方法来减少热量摄入，不用做出更大牺牲，而且简单有效。

悉尼大学的路易吉·丰塔纳（Luigi Fontana）教授在他的新

书《长寿之路》(*The Path to Longevity*)中指出，过量摄入热量是衰老的根源。

过量的热量是导致病态衰老的根源

人体的新陈代谢会随着年龄的增长而减慢。下面的图表做出了最好的并且相当戏剧性的说明。

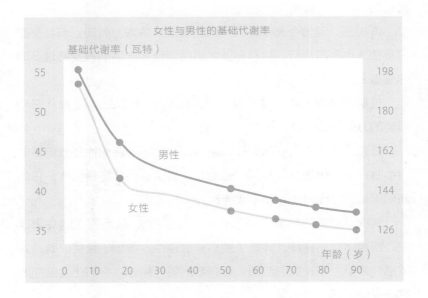

它显示了不同年龄阶段的平均基础代谢率。这是你在休息时所需的热量，只是为了维持你的身体的功能——呼吸，制造蛋白质、激素和细胞，以及代谢食物。此外，你还会通过运动消耗热量。

问题是，随着年龄的增长，我们大多数人的运动量会减少，因此，我们在活动中消耗的热量会减少，同时基础代谢也会减少。

如果我们吃与从前同样多的食物，结果必然是我们摄入了比我们所需的更多的热量——并增加我们的体重。问题是，大多数情况下，我们并没有采用少进食的方法来应对。

其原因深植于进化之中。在过去几千年的人类历史中，人们面临的问题是如何获得充足的食物。因此，我们不仅被设定为在饥饿的时候吃东西，而且吃饱了还要继续吃下去，"以防下一顿饭不容易吃到"。

我们也被设定为喜欢甜食和高脂肪食物，因为它们是最快的能量来源，这一点直到现在还是如此。

再加上，现如今大多数工作只需要很少的体力劳动，而且交通工具使人类不再步行。这样你就能明白为什么丰塔纳教授将过多的热量摄入视为一个问题了。

过量的热量（这是过量食物摄入的另一种说法），至少从三个重要的方面导致衰老。

首先，多余的食物需要被代谢掉，这就不可避免地导致更多的自由基产生，因为食物与氧一起燃烧。自由基会破坏线粒体，正如我们所见，对线粒体的破坏是衰老的标志。

其次，过量的热量会增加血糖（葡萄糖），从而提高胰岛素水平，随着时间的推移，降低了胰岛素敏感性，增加了炎症。胰岛素敏感性降低（和炎症的增加）是衰老的另一标志，它们还为癌症的扩散提供了肥沃的土壤。

最后，暴饮暴食会导致体脂过剩——变为超重或肥胖。脂肪细胞体积增大，产生脂肪因子激素，引发炎症和胰岛素抵抗。这是患癌症、心脏病、中风和痴呆的危险因素。

减少热量摄入的积极健康效果

相比较而言，减少热量摄入可以：

1. 降低体内的葡萄糖水平，该水平与健康衰老密切相关。

2. 帮助激活自噬，清除衰老细胞。

3. 挑战身体，进入一种保护模式，激活细胞和 DNA 修复过程。

4. 有助于控制体重。

5. 帮助减少肝脏中的脂肪，这是 2 型糖尿病的风险因素。

6. 降低血糖水平，从而增加 NAD+ 的可利用性和去乙酰化酶的活性。

7. 有助于更好的睡眠。

8. 可能抑制脑部炎症（动物实验结果）。

9. 改善胰岛素敏感性和 IGF–1（胰岛素样生长因子激素）。

胰岛素（及其姊妹激素 IGF–1）的降低非常重要，因为这间接地打开了重要的"长寿基因"FOXO 基因，接着又会触发许多其他延缓衰老的过程。

整个过程总结如下：

减少热量→降低胰岛素→降低 mTOR →打开 FOXO 基因→增加自噬和 DNA 修复 + 减少干细胞损失 + 改善 T 细胞和天然杀伤细胞的能力，从而杀死癌细胞

因此，减少热量可以延缓衰老。但是，如何能够做到这一点而又不感到饥饿呢？

说说"八分饱"

我们谈到过冲绳是长寿蓝色地带之一，那里的居民活到 90 岁甚至 100 岁的时候还很健康。

对他们的饮食进行分析显示，他们的食量通常比同等身高的西方人少 10%。他们的饮食以营养密集、富含膳食纤维、热量低的植物性食物为特色，而且他们只吃到"八分饱"。

这就自然减少了热量的摄入。

但是你怎么知道你吃到了"八分饱"呢？《蓝色地带》（*Blue Zones*）的作者丹·比特纳（Dan Buettner）解释说，当你吃到可以说"我不饿了"而不是说"我吃饱了"程度的时候，就停止进食。

以下将解释如何把八分饱的原则用于日常生活，甚至还有所改进。

细嚼慢咽，真正全神贯注于你吃的食物。如果你花时间去真正品味食物的味道和口感，你会很容易感觉到饱了（100%）和不饿（80%）之间的区别。

放慢进食速度是关键，因为消化食物时分泌的激素需要大约 10 分钟才能在大脑中产生饱腹感或满足感。

不要边吃边看电视，或者边吃边看书。否则，使你感到不再饥饿的"饱腹信号"会推迟出现。

偶尔放下刀叉，有意识地享受你的满足感。

用小盘子吃饭，这样吃起来更容易减少食物摄入，而这只是改变了你对满满一碗饭的看法。

吃蛋白质和膳食纤维含量高的食物以减少净热量摄取。平均来说，一个人每天消耗能量的 10% 用于消化和吸收食物。但这个百分比因你吃的食物种类不同而有很大差别[195,196]。

消化蛋白质需要的能量最多——要耗去食入蛋白质总热量的 20% ~ 30% 去消化它。

其次是碳水化合物（5% ~ 10%），然后是脂肪（0 ~ 3%）。几乎所有来自糖和含糖饮料的热量都可以在摄入时立即获得。

这意味着，如果你从蛋白质中摄入了 100 卡热量，你的身体会使用其中的 25 卡来代谢蛋白质。所以，你只剩下 75 卡的净热量。同样 100 卡的纯碳水化合物会给你平均 93 卡的净可用热量，纯脂肪会给你 97 卡的净可用热量。

膳食纤维不含任何可用的热量。

因此，通过增加饮食中蛋白质（适度）和膳食纤维（大量）的比例，你就自动减少了净热量摄入。更好的办法仍是从植物性食物中增加蛋白质。延缓衰老食品计划中列出的食物是为了帮助你做到所有这一切而选择的——它们有营养丰富，膳食纤维含量高，净热量低。

吃饭时间很重要——最好在白天。生物钟或昼夜节律调节睡眠模式、激素水平、体温和新陈代谢。

因为人类是白天活动的动物，我们的新陈代谢能力在白天比在晚上高。

有几项研究表明，白天早点吃，晚餐时的最后一顿只吃一点点，是减少净热量摄入（和控制体重）的简单方法。

在一项特别引人注目的研究中，让两组超重女性每天摄入相同的热量，但其中一组的人在早餐中摄入了总热量的 50%，而另一组人中，50% 的热量是在晚餐时摄入的。

结果呢？多吃早餐的人减掉的体重是多吃晚餐的人的两倍多。记录显示，在这项为期 12 周的研究结束时，他们的甘油三酯（血脂）水平、胆固醇水平和胰岛素水平的显著降低 [197]。

另一项规模较小的研究 [198] 发现，进食早一些的人精力充沛，睡眠也得到了改善。

当然，这种模式——早餐吃得像国王，午餐吃得像王子，晚餐吃得像乞丐——在许多文化和蓝色地带的居民中都很常见。然而，由于工作和生活方式，大多数西方国家饮食习惯恰恰相反。

晚餐和早餐之间要留出至少 12 小时的间隔。这有助于身体系统利用所有可用的葡萄糖。这种情况下，人就会转而使用作为能量储存的脂肪。研究表明，15 ～ 16 小时的间隔效果会更好[199]。

将"八分饱"与上面推荐的其他方法结合使用，相信你已经达到了健康衰老研究人员所追求的减少热量摄入的精准条件，不再有压力和烦恼去计算饮食热量，也不需要采用不受欢迎的"禁食"方法。

我们之前提到过，一些衰老研究人员正在研究糖尿病药物二甲双胍。二甲双胍的主要作用是控制和降低血糖水平。我相信，大多数人通过增强的八分饱策略也能达到类似的效果。

热量限制积极作用的证据

2009 年的恒河猴实验

2009 年，《科学》（Science）杂志发表了一项长达 20 年的研究结果。在这项研究中，给予 38 只恒河猴食低热量饮食，同时喂食营养素补充剂，以确保它们不会营养不良。研究人员将研究结果与对照组可以随心所欲进食的 38 只猴子的结果进行了比较。

与果蝇、线虫和啮齿类动物等长寿研究对象相比，猴子更接近人类。

结果令人印象深刻：实验组的猴子不仅看起来更年轻，而且生理上也比对照组的猴子更年轻。它们的寿命增加了 25%，活到了相当于人类的 120 岁。

更重要的是，他们死前患的疾病要少得多——癌症、心脏病都更少，并且没有 2 型糖尿病。他们保留了身体肌肉和脑灰质，在认知测试中表现更好[200]。

但是，我们能够期望在人类身上得到相同的结果吗？

2018 年的热量试验

美国国家衰老研究所（NIA）进行了一项临床试验，名为"减少能量摄入的长期影响综合评估"（Comprehensive Assessment of Long-term Effects of Reducing Intake of Energy，CALERIE）。其报告在 2018 年发表[201]。

218 名成年人被随机分为两组。试验组的人被告知在 2 年的时间里采用热量限制饮食，而对照组的人则遵循他们的日常饮食。

试验组的参与者每天减少了 12% 的热量摄入——如果你采用了上面的建议，这差不多就是你能达到的水平。

与对照组的参与者相比，低热量组（试验组）的参与者患糖尿病、心脏病和中风等年龄相关性疾病的风险因素减少了，即有较低的血压和胆固醇。

他们还显示出炎症标志物和甲状腺激素的下降，这与长寿和降低年龄相关性疾病的风险有关。报告总结说：

"在热量限制的个体中，没有发现对生活质量、情绪、性功能和睡眠的不利影响（还有些是有利的影响）。"

虽然 NIA 的研究显示热量限制确实会导致骨密度轻度下降，但其他研究发现，将体育活动与热量限制相结合可以防止骨骼和肌肉量的损失。

那些对减肥真正感兴趣的读者应该注意到，NIA 的研究显示，那些需要减肥的参与者 2 年多平均减掉了 10% 的体重。

详细地计算一下：体重减少 10%，对于一个超重的女性（约 77 千克），相当于减少约 8 千克；对于一个超重的男性（约 91 千克），相当于减少约 9 千克。

在干预结束 2 年后的随访研究发现，试验组参与者的体重减轻大都维持了下来。

"增强的八分饱"策略：理想的饮食方法

上述试验表明，增强的八分饱策略可能是保持健康体重最简单、最容易的方法。

在一项关于间歇性禁食的研究中，研究人员让一组人每月连续5天摄入900卡热量的饮食，持续12个月。他们成功地降低了炎症和血压，增加了循环干细胞的数量。平均来说，那些通常摄入2千卡的人在这5天里每天减少了1.1千卡的摄入量，一个月总共减少了5.5千卡。

增强的八分饱策略可以让你每天持续减少10%的热量摄入，或者说每天减少200卡。在一个月的时间里，这比间歇性禁食研究中减少的热量略高（为6千卡）。

当然，5天更严格的热量限制可能比30天轻微热量限制产生更好的效果。然而，我认为，更容易被接受的增强的八分饱策略，对大多数人来说是一个更实用的解决方案。

冲绳提供的证据

我们从冲绳得到的证据表明，热量限制确实有助于延长健康寿命。在那里，每10万人中有54名百岁老人，而英国和美国的百岁老人分别为20人和17人。

在冲绳，女性乳腺癌死亡率是西方人的五分之一，男性前列腺癌死亡率是西方人的七分之一。当然，他们长寿的原因不只是低热量的摄入，还有他们的饮食习惯——少吃动物性食物，多吃蔬菜。

我们个人的经验

就我个人而言，我的妻子62岁，我80岁，我们18年来一直遵循着这一章的建议和饮食计划。

本计划采用了营养密度非常高的饮食。除了长寿蓝色地带典型的食物，它还包括补充额外的维生素、矿物质、类胡萝卜素、多酚和奥米伽 –3。在此期间，我们的体重的指数（BMI）一直保持在健康的 24，从未改变过。

　　当然，这只是两个人的样本，显然没有科学意义。但我推测，我们很少有要多吃一些的冲动 *，部分原因是我们的大脑从未感觉到任何营养不足。

　　* 参加聚餐除外。

第十六章 能量营养素

稍微有健康意识的英美人士都知道"每日 5 份蔬果活动",提倡每天至少吃 5 份水果和蔬菜。

"每日 5 份蔬果"的建议于 1988 年起源于美国加利福尼亚州,2003 年被英国卫生部采纳。它已经取得了一定的成功,目前每天的平均摄取量大约是 3.6 份[202]。

问题是,即使是每天 5 份,也不能满足维生素和矿物质的需求,尤其是黄酮类化合物和多酚,它们能真正延缓衰老。

每天 5 份应当变为每天 10 份

美国癌症协会[203]和伦敦帝国理工学院[204]各自独立计算出了对健康真正有影响的水果和蔬菜的最佳摄入量。

他们都认为每天应当吃 9 ~ 10 份水果和蔬菜。

此外,其他一些机构建议每周食用两份富含奥米伽 –3 的多脂鱼[205]。

按照这个量,血液中的化学物质变得具有高度保护性,炎症减少,DNA 和线粒体修复改善,出现积极的基因表达,自噬清除衰老细胞，胰岛素敏感性增加，去乙酰化酶基因被打开，蛋白质错误减少。

长寿蓝色地带居民大约也是这个量。

如果你每天有规律地吃9 ~ 10份水果和蔬菜（并且每周吃相当于至少两份的多脂鱼），你就不需要营养素补充剂了。

不幸的是，每天吃9 ~ 10份水果和蔬菜，或者一周吃70份，即使是我们想认真执行，也很难做到。这就留下了一个缺口。

填补缺口：单靠复合维生素是不行的

单靠维生素和矿物质药片并不能填补这一缺口，这就是为什么单靠严格遵循 RDA/NRI（推荐每日摄入量 / 营养素参考摄入量）服用典型的 A–Z 补充剂就可以改善健康的说法缺乏证据（参见第十七章）。

但是，如果能够在制定的饮食计划中包括我们推荐的所有食物，再加上能提高水平的补充剂、各种维生素和矿物质，以及保护性的植物营养素、甲基供体营养素、抗炎物质、抗氧化剂和衰老细胞裂解营养素，情况会怎么样呢？

我相信，如果那样的话，即使是平均每天5份的摄入，也能满足真正延缓衰老所需的营养范围和水平。

健康的饮食仍然是基础，因为这永远是最重要的。补充剂并不能取代食物——例如，它们不能提供给你膳食纤维。

但是，一种适当配比的食物补充剂会真正帮助填补现实和理想之间的空间。毕竟，这就是"补充剂"的含义。

延缓衰老计划建议补充某些营养素。本章的主题就是要考虑补充哪些营养素。

植物中的能量营养素

最强大的延缓衰老的营养物质来自植物表皮的色素——植物形成这种色素是为了保护外皮免受阳光和昆虫的潜在伤害。当我们食用植物时，我们会"继承"这种保护作用。

这些色素包括花青素，它赋予植物红色、紫色和蓝色。花青素具有抗炎和抗菌活性，有助于降低血压，减少癌细胞增殖和抑制肿瘤的形成。

它们还包括类胡萝卜素，如使植物呈现橙色的 β-胡萝卜素、番茄红素（红色水果和番茄）和叶黄素（黄色）。其他的色素还有甜菜红素（甜菜 / 甜菜根中），当然还有叶绿素（绿色）。

尽管有数百种多酚和黄酮类化合物（多酚的一种），但只有一些得到了更加深入的研究。研究一致表明，其中一些表现出显著的有益健康的特征。

下面是饮食中应该包含的植物营养的总结——包括我认为值得补充的那些。我用星号 * 标记了它们。

我把介绍的重点放在多酚类物质上。因为，虽维生素和矿物质对健康是必不可少的，但关于它们的益处已经广为人知，而我们对健康有巨大影响的多酚类物质知之甚少。

这一列表强化了这样一个事实：如果你只是单纯服用复合维生素，你就会错过一系列对你的健康有益的营养物质。

* 姜黄素 / 姜黄素类化合物（来自姜黄）

姜黄素是一种非常强大的抗氧化剂和抗炎物质，与许多其他抗炎药一样有效[206]。姜黄素还能提高身体自身抗氧化酶的活性，尤其是谷胱甘肽的活性[207]。

姜黄素可以阻断一种名为 NF-κB 的信号分子，该分子能够启动与炎症相关的基因，因此，姜黄素被认为具有保护心脏的作用[208]。这可能是真的，因为姜黄素可以改善内皮功能。

内皮是包括动脉和血管在内的各种器官的单细胞内膜，它能释放调节血压和凝血的物质[209]。

由于炎症与抑郁有关，科学家们推测姜黄素可以减轻抑郁。2014 年的一项随机试验表明，姜黄素可能与百忧解（Prozac）同样有效[210]。

抑郁症与称作脑源性神经营养因子（brain-derived neuro-trophic factor，BDNF）的化合物降低有关——见第十八章。

在动物实验中，姜黄素通过增加 BDNF 来增强身体产生新脑细胞的能力。因此，姜黄素应该能在预防大脑衰老和阿尔茨海默病方面发挥作用。

研究表明，姜黄素还有助于促进癌性细胞的死亡，并减少肿瘤中新血管的生长和转移（癌细胞扩散）。

如果这还不够，姜黄素的抗炎特性使其成为关节炎补充剂中缓解关节疼痛的理想成分[211]。

因此，把姜黄素作为延缓衰老的关键补充剂而进行研究也就不足为奇了[212]。尤其是姜黄素能够抑制 mTOR 和 IGF-1 通路，这两种通路一旦被激活，就会导致衰老。

然而，姜黄素不能很好地被吸收入血，搭配黑胡椒吃会很有帮助。黑胡椒中含有胡椒碱（piperine），这是一种天然物质，能使姜黄素的吸收提高 2000%（20 倍）[213]。如果作为补充剂，要确保同时有胡椒碱，再加上与脂肪源一起服用，以进一步提高生物利用度，理想的是奥米伽-3。

姜黄素来源：姜黄（但含量仅仅是 3% ～ 5%）。

* 绿茶与绿茶萃取物

喝绿茶有很多好处，主要是因为它含有一种强大的天然抗氧化剂和抗炎多酚，叫作表没食子儿茶素没食子酸酯（EGCG）。

一篇对几项大规模流行病学研究的综述表明，经常喝绿茶的女性患乳腺癌的风险要低 20% ～ 25%[214]；喝绿茶的人患结直肠癌的可能性低 40%；而且每天喝 5 杯以上绿茶的男性患晚期前列腺癌的风险降低[215]。这可能是因为（至少部分原因是）：实验室测试证明 EGCG 可以抑制癌细胞的增殖。

进一步的群体研究表明，饮用绿茶与痴呆症（包括阿尔茨海默病）呈负相关。发表在《中枢神经科学与治疗学》（*CNS Neuroscience and Therapeutics*）杂志上的一篇重要综述表明，绿茶之所以具有这种神经保护作用，部分原因是它能对抗自由基，部分原因是它能改善细胞信号传递[216,217]。

绿茶还含有一种叫作左旋茶氨酸（L-theanine）的化合物，可以增加 5- 羟色胺和多巴胺的水平。这表明它有镇静大脑的作用——使用者经常报告这个作用。此外，动物研究还表明饮用绿茶与提高学习和记忆能力有关联[218]。

一项涉及 28 万多人、7 项研究的荟萃分析表明，喝绿茶（和咖啡）可以降低患糖尿病的风险[219]。发表在《美国临床营养学杂志》（*American Journal of Clinical Nutrition*）上的另一项荟萃分析表明，这是因为绿茶能够提高胰岛素敏感性，有助于"显著降低胰岛素浓度"和血糖水平[220]。

由于绿茶有已被证实的抗氧化作用，它能保护低密度脂蛋白胆固醇颗粒免受氧化也就不足为奇了，而这种氧化正是导致心脏病的

途径之一 [221]。

事实上，日本一项对 40500 名老年人进行的长达 11 年的研究表明，每天喝 4 ~ 5 杯绿茶能够降低心血管疾病、中风甚至所有病因导致的死亡率 [222]。

在本书中，我们已经看到绿茶可以在许多方面有助于对抗衰老因素。

从文献中得出的一个结论是，每天饮用绿茶的有效水平是 3 ~ 4 杯。虽然这在日本很常见，但大多数英国人和美国人不太可能达到这个水平——因此，绿茶提取物被推荐作为综合补充剂。

EGCG 的来源：绿茶或绿茶提取物。

*甜菜碱

甜菜碱能迅速起作用，有助于防止一种叫同型半胱氨酸的氨基酸的形成。这种氨基酸会损害血管，导致心脏病、中风和循环问题。

在动物模型中，甜菜碱已被证明可以降低 β – 淀粉样蛋白水平和减轻阿尔茨海默病症状 [250]。《美国临床营养学杂志》（*American Journal of Clinical*）的一篇评论文章总结道：

"越来越多的证据表明，甜菜碱是一种预防慢性疾病的重要营养素。"

甜菜碱的来源：甜菜根、菠菜和全麦谷物。

原花青素，如葡萄籽、越橘

大量摄入抗氧化剂，如原花青素，通常与降低各种癌症的风险有关联。

原花青素有助于防止大肠杆菌黏附在膀胱壁和尿道上。因此，它们有助于预防尿路感染。它们还可增强高血压和糖尿病患者的血管强度[223]。

　　* 葡萄籽提取物是原花青素的最佳来源之一。葡萄籽提取物在很多荟萃分析中显示有助于血液流动和降低血压[224]。它还有助于减少低密度脂蛋白胆固醇氧化的潜在危险[107,225]。

　　葡萄籽提取物在大脑中的抗炎作用可能解释了它另一个好处，即提高健康老年人的注意力和记忆力[105]。

　　另外，在实验室测试中，葡萄籽提取物已被证明能抑制多种癌细胞系[226]。

　　原花青素的来源：葡萄、葡萄籽、蔓越莓、越橘、草莓。

* β – 胡萝卜素

　　β – 胡萝卜素在需要时可转化为维生素 A，因此，对增强免疫系统很重要，与叶黄素结合对视力健康也很重要。它是一种对抗自由基的抗氧化剂。一项针对 4000 名男性的研究表明，长期补充 β – 胡萝卜素可以减缓认知能力的下降，这可能与其抗氧化能力有关。

　　β – 胡萝卜素的来源：胡萝卜、红薯、羽衣甘蓝、菠菜、红黄椒、杏。理想情况下，应当与脂肪源一起食用，因为 β – 胡萝卜素是脂溶性的。一项研究表明，吸烟者不应该补充 β – 胡萝卜素，因为它会增加患癌症的风险，但一些研究人员对该研究的发现提出了异议。

* 叶黄素与 * 玉米黄素

　　有令人信服的证据表明，这些类胡萝卜素有助于阻止或减缓黄斑变性和白内障[227]。

它们是重要的抗氧化剂，已在动物实验中证明有助于预防动脉粥样硬化——动脉中脂肪沉积的堆积，这一状况会导致心脏病发作和中风[228]。它们还有助于回收利用谷胱甘肽[229]。

叶黄素与玉米黄素的来源：羽衣甘蓝（kale）、菠菜、莙荙菜、西蓝花、洋葱甘蓝（collard greens）、鸡蛋、玉米、南瓜。

* 番茄红素

一种强效的抗氧化剂，通过限制肿瘤生长，有助于预防或减缓某些癌症的发展，特别是乳腺癌和前列腺癌[230,231]。

代谢综合征是一种危险的病症，是高血糖水平、高血压和高血脂水平的结合。一项长达 10 年的研究显示，代谢综合征的患者中，番茄红素高出平均水平的患者死亡率降低[232]。

在动物实验中，由于番茄红素具有显著的抗氧化作用，它还能降低痴呆的风险。

番茄红素的来源：番茄——但是为了使番茄红素更易于生物利用，最好烹饪后食用，理想的是用橄榄油。其他来源包括晒干的番茄和番茄泥。番石榴和西瓜都含有番茄红素，但含量远低于番茄。

* 大豆异黄酮

大豆异黄酮是植物雌激素，具有微弱的雌激素样作用。研究表明，大豆异黄酮对绝经妇女的心脏健康和维持骨骼健康有益[233]。三种主要异黄酮包括染料木黄酮、大豆素和黄豆黄苷。

染料木黄酮具有重要的抗癌作用。《癌症通信》（*Cancer Letters*）杂志上一篇经常被引用的综述强调了染料木黄酮有助于抑制癌细胞生长和迫使癌细胞自我毁灭（称为凋亡的过程）的能力。该综述的结论是：染料木黄酮是辅助癌症治疗的候选材料[234]。

染料木黄酮还具有缓解绝经期潮热 / 潮红的作用。

2018 年的一项大型荟萃分析显示，大豆异黄酮有助于改善老年人的认知，可能是因为其具有抗炎作用[235]。

哈佛大学公共卫生学院总结道：

"大豆是一种营养密集的蛋白质来源，每周可以安全地吃几次，很可能会获得保健上的益处——特别是当作为红肉和加工肉类的替代品食用时。"

异黄酮的来源：大豆（绿色初熟时又称毛豆）及其制品，如豆腐、味噌、酱油、纳豆、素肉碎、豆奶、大豆酸奶、鹰嘴豆、花生和开心果。

* 岩藻多糖

褐藻是许多亚洲人的主食，包括冲绳人。它富含膳食纤维、矿物质和多酚。因为它含有碘，传统上用于治疗甲状腺疾病，褐藻也含有一种称为岩藻多糖的化合物。

来自斯隆 – 凯特琳癌症中心的数据显示[167]，岩藻多糖可以减少炎症，改善免疫系统。重要的是，岩藻多糖似乎也有助于减轻涉及肺部损害的病毒感染。这种类型的损害发生在甲型流感和冠状病毒感染中，甲型流感在 20 世纪至少造成了三次大流行[168]。

根据斯隆 – 凯特琳的报告，岩藻多糖也可能有抗肿瘤作用[236]。

岩藻多糖存在于几种褐藻中，包括岩衣藻（挪威海藻）、囊褐藻（墨角藻）和裙带菜（若布）。

非瑟酮

这种营养物质有助于清除衰老细胞，2018 年在《柳叶刀》（Lancet）发表的一项研究中，它是所测试的 10 种物质中最强的衰老细胞裂解剂[6]。

阿尔茨海默病研究网站（Alzheimers.net）将草莓列为保护大脑的首选水果——尽管这一结果来自动物研究[6,237]。

非瑟酮的来源：草莓、苹果、芒果、猕猴桃、桃子。

槲皮素

槲皮素是一种抗氧化剂，有助于消除自由基和对抗炎症。它可能和白藜芦醇一样有效，但生物可利用性更高[238]。槲皮素广泛存在于许多水果和蔬菜中，并在前列腺细胞中有抗癌作用[239]。

槲皮素的来源：洋葱、苹果、绿叶蔬菜、西蓝花、绿茶、樱桃。

鞣花酸

鞣花酸与槲皮素、谷胱甘肽和维生素C等其他营养物质一起作用，以增强二相酶（phase 2 enzymes）的效果[240]。

二相酶是抵抗癌症的自然机制中非常重要的一部分。它们能加速清除可能引发癌症的毒性化合物。鞣花酸还能促使癌细胞自我毁灭，正如我们所知，这个过程被称为凋亡。

鞣花酸的来源：树莓、草莓、黑莓、葡萄、石榴、长山核桃、核桃。

绿原酸

这种营养物质有助于降低血糖浓度，可能有助于降低低密度脂蛋白胆固醇的氧化，并可能分解动脉中导致动脉粥样硬化的"脂肪污泥"。

绿原酸的来源：苹果、梨、咖啡、番茄、蓝莓。

芹菜素

芹菜素是一种广泛存在的天然黄酮类化合物，具有抗炎和抗氧化的特性。

用芹菜素喂肥胖小鼠，它阻止了 NAD+ 的分解，从而增加了 SIRT1 的水平，SIRT1 是一种参与健康线粒体功能的蛋白质。有论文指出"它是一种很有前途的癌症预防分子"[241]。

芹菜素的来源：广泛存在于各种水果和蔬菜中，但是在洋甘菊、欧芹和芹菜中的含量特别丰富。

谷胱甘肽

谷胱甘肽是人体自身产生的一种非常重要的天然抗氧化剂，但其含量会随着年龄的增长而下降。所以，食物和 / 或补充剂的作用是提高你自身增加这种"主要抗氧化剂"的能力。尽管有一些食物直接含有它，但补充谷胱甘肽是没有效果的。

由于硫是制造谷胱甘肽的必需物质，所以要增加富含硫的食物。同时，增加富含抗氧化剂的食物和补充剂。这样，就不会太依赖自己体内产生的谷胱甘肽了。

一项安慰剂对照研究表明，500 毫克的维生素 C 补充剂在 3 周内将谷胱甘肽水平提高了近 50%[242]。

硒是产生谷胱甘肽的一个辅助因子（即必需的）。因此，也要吃富含硒的食物，包括谷物和海鲜，并确保任何补充剂都包括硒。

姜黄素也能增加谷胱甘肽的产生[207]。

最后，要保证足够的运动和睡眠，因为它们是保持谷胱甘肽健康水平的主要因素。

谷胱甘肽的来源：菠菜、鳄梨、姜黄。

促进谷胱甘肽产生的食物：含硫食物，包括洋葱、大蒜；十字花科蔬菜，包括西蓝花、芽甘蓝、花椰菜、羽衣甘蓝、豆瓣菜；含硒食物，包括海鲜、鱼类、巴西栗。

亚精胺

这种多胺（意味着它结合了 2 个或以上氨基）似乎模拟了热量限制的效果，并触发了自噬 [7]。

亚精胺的来源：小麦胚芽、大豆、蘑菇（尤其是香菇）、蓝纹奶酪、陈年切达干酪、豌豆、一些坚果，发酵食品，包括德国酸菜和味噌。

白藜芦醇

在研究延年益寿的文献中，白藜芦醇占有重要地位。它确实能延长线虫和果蝇的寿命，但这几乎都是在细胞和动物模型上进行的高剂量实验。

一项对意大利基安蒂地区 [268] 人的研究发现，虽然他们食用大量含有白藜芦醇的植物性食物，但他们的血液中并没有白藜芦醇，而且对炎症标志物、心血管健康或死亡率也没有明显影响 [243]。

这是因为白藜芦醇不易于生物利用，虽然将它与脂肪结合起来使用会有所帮助 [244]。尽管如此，富含白藜芦醇的食物是非常值得包括在本计划中的，因为它们还包含其他强大的植物营养素。

白藜芦醇的来源：葡萄皮和籽、葡萄、蓝莓、花生、蔓越莓、黑巧克力、红酒。

膳食纤维

膳食纤维当然不是多酚。但充足的可溶性和不可溶性膳食纤维对保持健康至关重要[245]。推荐摄入量是每天女性 25 克，男性 38 克。然而，普通人只摄入一半左右。

膳食纤维是影响肠道微生物组成的关键因素。我们推荐的食物计划富含膳食纤维，包括不可溶性膳食纤维。不可溶性膳食纤维能促进产生丁酸盐的细菌生长，从而减少炎症，刺激调节性 T 细胞的产生。免疫学家称之为 Tregs（regulatory T-cells 的缩写）。

调节性 T 细胞调节免疫系统中的其他细胞，控制免疫系统对自身和外来颗粒的反应。因此，它们有助于预防过敏性和自身免疫病[246]。

西方饮食中膳食纤维的减少被认为是导致自身免疫健康问题增加的一个因素，如肠易激性疾病、1 型糖尿病、多发性硬化、银屑病和类风湿关节炎。

《英国医学杂志》（*British Medical Journal*）的一项荟萃调查也表明，高膳食纤维摄入量明显与较低的心血管疾病风险相关[247]。

多吃膳食纤维可以降低胆固醇，降低血糖，降低患结肠癌的风险，并且与延长寿命有关。

大部分谷物、水果、特别是蔬菜都含有丰富的膳食纤维，而带有烤豆子的全麦吐司已成为一种主要的健康食品！

膳食纤维的来源：梨、全谷物、浆果类水果、菜豆、豌豆、小扁豆、鳄梨、苹果、胡萝卜、朝鲜蓟、坚果，种子，特别是奇亚籽，香蕉、燕麦。

食物的协同效应

食物的协同效应是指两种或两种以上的食物搭配在一起比单独吃更能促进健康。

例如：

- 西蓝花和番茄。《营养杂志》（*Journal of Nutrition*）上的一项研究报告称，与只吃西蓝花或只吃番茄的老鼠相比，番茄和西蓝花混合喂养的老鼠患前列腺肿瘤的概率要小得多。用橄榄油烹饪或慢烤番茄，会释放出比生吃番茄更多的防癌番茄红素。如果加入大蒜，则产生三重协同效果。

- 柠檬绿茶。绿茶中已经富含一种叫儿茶素的多酚，它与降低癌症发病率有关。普渡大学的一项研究发现，添加柠檬汁（或者仅仅添加维生素 C）可以使儿茶素的生物利用度提升 4 倍。

- 香蕉奶昔。牛奶是钙的丰富来源。钙和香蕉中的菊粉（一种益生元纤维）一起可以更好地被吸收。可以加入一勺小麦胚芽，因为小麦胚芽含有维生素 E 和锌，有助于修复细胞，增强免疫系统。

- 用橄榄油炒菠菜。莙荙菜、菠菜和羽衣甘蓝的叶黄素含量很高。叶黄素与脂肪酸一起更容易被吸收，所以，这些绿叶蔬菜要用橄榄油或鳄梨油炒着吃。

- 苹果草莓拼盘。苹果和黑莓中含有槲皮素，草莓中含有非瑟酮。这种组合是一种强大的衰老细胞杀手。同样，树莓中发现的鞣花酸已被证明能增强槲皮素杀死癌细胞的能力。所以，可以在早餐吃水果拼盘。

- 燕麦粥 / 牛奶什锦麦片 / 格兰诺拉麦片与草莓混合吃。燕麦含有燕麦 β- 葡聚糖，可以帮助降低低密度脂蛋白胆固醇，防止动脉斑块的形成。塔夫茨大学的一项研究发现，将维生素 C 添加到燕麦 β- 葡聚糖中，可以显著提高其降低胆固醇和保护动脉的作用。蓝莓、树莓、草莓和黑加仑含有丰富的维生素 C 和其他抗氧化剂。

我们将在 acceleratedlearning.com/delay-ageing 网页上发布为产生食物协同效应而设计的食谱。

第十七章　健康活到一百岁完整的
延缓衰老计划

17世纪的英裔爱尔兰讽刺作家和诗人乔纳森·斯威夫特（Jonathan Swift）曾写道：

"人人都希望长寿；没有人愿意变老。"

我相信我们已经看到这两个目标是如何协调一致的。

衰老确实可以延缓

2019年，世界上被引用次数最多的科学杂志《自然》（*Nature*）上的一篇文献综述总结了衰老研究的现状：

"我们正在进入一个令人兴奋的衰老研究时代。这个时代为延长人类健康寿命带来了前所未有的希望：根据新的科学发现，可以预防、延缓或在某些情况下逆转许多衰老症状。[2]"

可以用如下措施达到延缓衰老的目的：

1. 增加DNA和线粒体的修复率。

2. 通过促进自噬清除衰老细胞。

3. 激活保护健康的基因。

4. 改善对胰岛素和营养摄入的敏感度。

5. 减少糖化（由于高血糖引起的蛋白质交联）。

6. 维持端粒长度。

7. 减少干细胞的流失。

8. 减少人体所产生蛋白质中的错误水平。

9. 支持免疫系统。

10. 维持肠道中有益菌与有害菌的最佳比例。

11. 减少炎症。

我们正在制订的这个计划可以帮助你实现以上所有这些，它们结合起来可以创建一个全面的健康路线图。

延缓衰老综合计划

健康美味可持续的优质食物

☆减少食用会增加身体损害的食物。

☆多吃能促进身体修复的食物——富含抗氧化和抗炎成分的食物，有助于表达治愈性基因。

活动与锻炼

☆加入积极的生活方式计划，促进积极的表观遗传改变。

减轻压力，专注正念

☆每天静心深呼吸和每周正念练习。

减少热量

☆增强的八分饱策略。

增加健康食物补充剂

☆服用综合的、包含了所有种类和最佳水平的延缓衰老营养素补充剂。

最好的饮食

接下来的饮食计划不仅会帮助你对抗 10 种让你过早衰老的标志，它也是基于"优中选优"的膳食研究。

我们已经看到，地中海饮食包括许多延缓衰老的元素，典型的日本饮食也是如此。这个计划就结合了这两种饮食中的元素。

而且，它加入了美国国立卫生研究院开发的 DASH 饮食元素。DASH 的意思是通过膳食来控制高血压（Dietary Approaches to Stop Hypertension）。

最后，它还融合了 MIND 饮食的最佳元素。MIND 饮食是拉什大学在美国国家衰老研究所的资助下开发的。MIND 的意思是"延缓神经系统变性的地中海 DASH 干预"（Mediterranean–DASH Intervention for Neurodegenerative Delay"）。

MIND 饮食不仅包括能最好地预防心脏病、中风和癌症的食物，还包括有助于降低阿尔茨海默病风险的食物和营养素。

MIND 饮食还列出了 5 种"不健康"食物，必须限制在每周最多吃一份。"不健康"食品包括油炸食品或快餐、红肉、黄油或人造黄油 / 涂抹酱、蛋糕、糕点和糖果。但是，MIND 确实建议每天喝一杯葡萄酒。

MIND 饮食的目标是降低痴呆的风险，拉什大学团队与 923 名老年人合作了 10 年进行研究。结果表明，严格遵守这种饮食的参与者患阿尔茨海默病的风险降低了 53% 之多[248]。

我父亲说过："适度就是一切——包括美德。"

所以，我们推荐的饮食计划是"适度的"——一个不难适应任何生活方式的饮食计划。

主要还是植物性食物——少肉主义的概念

延缓衰老饮食计划包括大量的植物性食物，但是并不要求你成为素食者或严格素食主义者。更多的还是"少肉主义"那种说法：主要吃食物性蛋白，但还要吃鱼和一些肉类。

延缓衰老饮食计划

绿色食物	每天 2 份	西蓝花、羽衣甘蓝、菠菜、卷心菜、羽衣甘蓝、花椰菜、芽甘蓝、芝麻菜、芦笋、青椒、豌豆、小胡瓜 / 西葫芦、芹菜、绿叶沙拉、荷兰豆 / 甜豌豆
红色食物	每天 1 ~ 2 份	草莓、树莓、樱桃、红葡萄、红椒、红洋葱、番茄、苹果、辣椒
黄色与橘色食物	每天 1 ~ 2 份	胡萝卜、红薯、橙子、柚子、杧果、杏、南瓜、香蕉、甜玉米、笋瓜
蓝色与紫色食物	每天 1 ~ 2 份	蓝莓、越橘、黑莓、黑加仑、黑葡萄 / 康科德葡萄、葡萄干、李子、茄子、甜菜根
全谷物	每天 2 份	全麦面包、麦片、意大利面、大米、燕麦、藜麦、荞麦、黑麦、大麦等
水果 / 蔬菜汁	最多每天 1 份	单一或混合水果或蔬菜（纯水果 / 蔬菜，不加糖）

除水果、谷物和蔬菜中的膳食纤维外的益生元和高膳食纤维食物	每周 4 ~ 5 次	洋葱、大蒜、韭葱、朝鲜蓟、小扁豆、香蕉、豆类（云豆、扁豆、红芸豆、黑眼豆等），鹰嘴豆及其加工品，如木豆、鹰嘴豆泥。偶尔添加发酵食品，如德国酸菜、味噌、开菲尔乳、丹贝
蘑菇	每周 3 次	栗蘑、双孢蘑菇、平菇、香菇、灰树花、鸡油菌、灵芝
草药与香料	尽可能频繁使用	姜黄、生姜、卡宴辣椒、辣椒、咖喱粉、罗勒、百里香、黑胡椒、肉桂、牛至、迷迭香、肉豆蔻、鼠尾草、香菜等。它们对健康有益处并增加了风味，减少了对盐的需求
大豆及其制品	每周 1 ~ 2 次	豆腐、毛豆、味噌、大豆组织化蛋白、纳豆
坚果与种子	每天一小把	坚果，如核桃、腰果、花生、杏仁、巴西栗。种子籽粒，如亚麻子、奇亚籽、大麻籽、芝麻、松籽、南瓜子
油性鱼类（可选择）	每周 2 ~ 3 次	鲑鱼（特别是野生鲑鱼）、鲱鱼、鳟鱼、鳀鱼、鲭鱼、沙丁鱼。偶尔食用甲壳类，如虾（含硒、锌）

续表

肉类 （可选择）	每周 1 ~ 2 次	鸡肉、火鸡、野味、鸭肉、羊肉。每天每千克体重大约需要 1 克蛋白质。可能的话食用有机／散养的动物肉类
鸡蛋 （可选择）	最多每周 7 个	有机的和散养的母鸡有更好的饲料质量和生活方式，它们的鸡蛋有更高的营养
乳制品 （可选择）	适量	乳制品可以补充钙、镁和维生素，但蔬菜中也含有这些物质。选择有机牛奶和黄油，真正的奶酪，尤其是绿色和蓝色的，选择原味"活性"酸奶
植物脂肪和油类	按需要	用于沙拉和一般烹饪，选择特级初榨橄榄油、亚麻籽油或大麻籽油。用于高温油炸时，选择鳄梨油
黑巧克力	每天 2 ~ 3 块	可可黄酮醇是健康的，与牛奶巧克力相比，它含有更少的糖，不含乳制品
饮料	经常	相当于 6 ~ 8 杯的水基饮料，即水、茶（绿茶、红茶、洋甘菊茶、药茶）、咖啡。适量红酒（女性每天 1 杯；男性 1 ~ 2 杯）

注释：

这份食品计划中含有大量抗炎和抗氧化的食物。前面以色彩分类是有原因的。正如我们所看到的，植物在表皮上形成颜色是为了保护自己免受阳光的氧化伤害和昆虫的攻击。这些颜色表明它们具有强大的抗氧化和抗炎特性。当你吃了这些植物，你就继承了这些益处。

每一行都代表了你每天吃饭时某一顿饭盘子里应该有的四种颜色。这就像是"吃个彩虹"（eat a rainbow）的建议。

色彩编码的想法来自一本优秀的著作，叫作《颜色代码》（*The Color Code*）。该书的主要作者是塔夫茨大学人类衰老营养研究中心神经科学实验室主任詹姆斯·约瑟夫（James Joseph）博士，哈佛《特别健康报告》（*Harvard Special Health Reports*）执行主编安妮·安德伍德（Anne Underwood）和丹尼尔·纳多（Daniel Nadeau）。

你可以从 acceleratedlearning.com/delay-ageing/food-plan 网站下载上面的食物清单，可以打印出来贴在冰箱门上。

蛋白质：随着年龄的增长，每千克体重大约需要 1 克蛋白质，并不是很多。所以，一般情况下：

- 男性（75 千克）每天需要大约 75 克蛋白质。
- 女性（65 千克）每天需要 65 克蛋白质。

蛋白质所占的分量不应超过餐盘的四分之一。过量的蛋白质会激活 IGF-1 通路，这与加速衰老有关。高蛋白饮食，尤其是动物蛋白含量高的饮食是不健康的。

乳制品能提供蛋白质、钙、镁和维生素，但蔬菜中也含有这些物质。

鸡蛋：肝脏调节胆固醇平衡，所以吃鸡蛋通常不会增加胆固醇。

奥米伽-3：蔬菜来源包括亚麻子、奇亚籽、大麻籽、核桃。但是这种形式的奥米伽-3 不像鱼油那样容易被吸收。

酸奶：选择原味的"活性"酸奶，因为风味酸奶几乎不含水果成分，而且含糖量高。

即使你是一个素食者，或者是一个严格的素食主义者，你仍然可以使用本食物计划（按需选择）。

需要强调的好食品

水果与蔬菜

各种食物和营养素结合起来效果更好，自制的汤、炒菜和水果奶昔是达到并超过每天 5 份水果和蔬菜要求的简单方法。

探索水果奶昔的组合是有趣的，但你要限制自己每天只喝一杯，因为它们含糖量很高。不要限制吃蔬菜，因为蔬菜（胡萝卜除外）血糖指数很低，意指它们使血糖升高得很慢，因为需要花时间消化。

全谷物

本计划只强调全谷物。这是因为全谷物包含三个主要部分：胚芽（或发芽的部分）、胚乳（含有淀粉，在幼芽早期阶段为其提供养分）和麸皮（外面的保护层）。

在全谷物食品中，谷物的三个主要部分都被保留了下来。在精制食品中（如白面包），胚芽和麸皮被去除了，但那里恰恰是大部分膳食纤维、维生素和矿物质的所在。全谷物的血糖指数较低，比精制谷物更能填饱肚子。

黑巧克力

你可能很高兴看到这个计划鼓励你每天吃 2 ~ 3 块黑巧克力。黑巧克力中的可可含有植物化学物，是"一种具有生物活性的成分，对心血管疾病相关的生物标志物有潜在的益处[249]"。换句话说，它对你的心脏有好处。

更重要的是，2011 年发表在《美国临床营养学杂志》（*American*

Journal of Clinical Nutrition）上的一项研究表明，甚至你的肠道微生物也喜欢巧克力！给它们饲喂 70% 可可巧克力可增加双歧杆菌、乳酸杆菌和丁酸盐的数量，从而降低炎症指标。这是一项很值得推广的研究[250]。

不幸的是，对于牛奶巧克力的爱好者来说，并没有出现同样的效果。牛奶巧克力含有 26% ~ 35% 的可可固形物，而某美国巧克力领导品牌只含有 11% 的可可固形物。牛奶巧克力中剩下的部分被更多的（饱和）脂肪和糖所取代。这种组合很容易让人上瘾，速食公司都非常清楚这一点。

需要排除不健康且易于引起炎症的食品

应当减少那些快速升糖、促进炎症，以及有不利的表观遗传效应的食品。

精制含糖食品：含糖软饮料、蛋糕、饼干 / 曲奇饼、糕点 / 糖果。这些食品和精制淀粉食品会快速提高血糖（葡萄糖）水平，因为它们的血糖指数很高，都是不健康的和导致衰老的食品。

精制淀粉食品：包括白面粉烘焙食品、白米饭、炸薯片 / 炸薯条、小食品，也会提高葡萄糖水平。

用含过量奥米伽 –6 油的加工食品和快餐：这类烹调油包括葵花籽油、玉米油和棕榈油。

烟熏食品或腌肉，如培根、热狗，含有致癌的亚硝胺。

延缓衰老食品金字塔

你以前可能见过食物金字塔，但我们的食物金字塔是颠倒的，吃得最多的食物在顶部，吃得少的在底部。

注意，金字塔的倒置的地基是由蔬菜组成的，因为蔬菜含有一些最具保护作用的营养物质和膳食纤维。但还有另一个原因：伦敦大学学院发表的一项研究证实，每天吃 9 ~ 10 份水果和蔬菜是最佳饮食，他们还表示，吃蔬菜比吃水果有更大的保护效果。

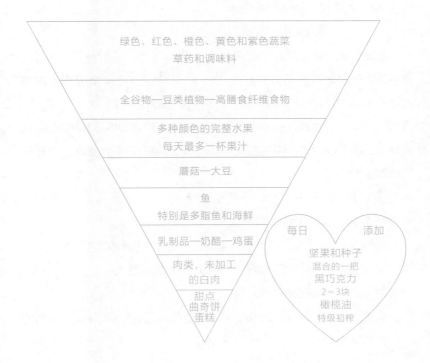

我为什么推荐每日服用营养素补充剂

　　补充剂永远不能代替健康饮食。补充剂所能做的是增加额外的营养素水平，这对健康和寿命有很大的影响。

　　所以，当我建议补充某些营养物质时，我是在为已经非常健康的饮食做补充。主要目的不是纠正营养不足，而是达到最佳营养水平，这有很大的区别。另外，它们都是天然的——几乎都是从植物中提取的。

　　因为我建议使用增强的八分饱策略，每天少摄入一点热量，所以，补充剂是很重要的。表明减少热量摄入可以改善健康和长寿的大多数动物研究，也使用补充剂。

每日补充健康能量营养素

2019 年，澳大利亚埃迪斯科文大学发布了一份对超过 5.3 万丹麦人 23 年饮食状况的分析报告[251]。他们发现，经常食用富含黄酮类化合物食物的人死于心脏病或癌症的风险明显较低。

黄酮类化合物总量达到每天 500 毫克可以起到保护作用，所以我认为这是你在补充剂中应该达到的水平。根据这个要求，推荐以下黄酮类化合物：

姜黄素—绿茶—葡萄籽—番茄红素

叶黄素—β – 胡萝卜素—越橘 / 蓝莓

根据我们已经提供的证明，其他延缓衰老的营养素有：

奥米伽 –3—大豆异黄酮（特别是染料木黄酮）

甜菜碱—葡糖胺—辅酶 Q10

这将为您提供一种强大的抗衰老营养素组合，以添加到必需的维生素和矿物质中。

组合使用是关键

所有这些营养素都能以补充剂形式从零售店或网上购买，把它们组合使用是关键。我们的目的是创造一种抗炎的补充剂，有助于同时对抗 9 种衰老原因，并提出具有协同效应的配方。

推荐的组合使用不仅基于我们已经回顾的研究，也基于体外实验室的结果。

这些独立测试显示了明显的抗炎作用——将 6 种关键的炎症生物标志物降低到零或非常低的水平，特别是 IL6、IL8、IL1– β 、前列腺素 E2、TNF– α 和异前列腺素[252]。

炎症是衰老和疾病的关键标志，实验室的结论是，这种组合可以被归类为"营养药品",《国际预防医学杂志》(*International Journal of Preventative Medicine*)将其描述为"具有生理益处的天然产品"[253]。

充分披露:我的导师是保罗·克莱顿博士

本书提及了很多研究人员,但是,我还没有谈及我自己的导师保罗·克莱顿博士(Dr Paul Clayton)。

我第一次见到克莱顿博士是在2000年,当时他是英国皇家医学会食品与健康论坛的主席,专门研究营养对健康的影响。

随着时间的推移,他同意写一本书,这本书就是《健康防御》(*Health Defence*)——详细解释了什么是最佳营养,以及它如何有助于预防年龄相关性疾病。我编辑的《健康防御》于2002年首次出版,不仅成为畅销书,而且被几门医学课程列为推荐读物。

在书中,克莱顿博士提出了一个非常重要的观点,即在健康饮食中还应补充我刚才提到的那些营养素。

然而,这种一体化的综合补充剂并不存在。因此,在保罗·克莱顿的指导下,我们开发了一种符合"健康防御"标准的综合性补充剂。它包括23种必需矿物质和维生素,每天总共补充500毫克的黄酮类化合物、多酚和类胡萝卜素,加上染料木黄酮、辅酶Q10、甜菜碱、褐藻提取物和葡糖胺。

进行测试的就是这种综合补充剂。然而,如前所述,你可以分别获得所有的营养素,我已经在acceleratedlearning.com/delay-ageing网站上列出了它们确切的含量。

维生素和矿物质的最佳摄入量不仅仅是"充分"

从一开始,克莱顿博士就把提供维生素和矿物质的"最佳"摄入量作为一个重要概念——这是在"RDA"概念上的一个相当大的进步。

RDA（recommended daily/dietary allowance，推荐每日摄入量）是政府设定的值。在世界各地，RDA 也被称为 DRI（dietary reference intake，膳食参考摄入量）或 NRI（nutrient reference intake，营养参考摄入量）。

RDAs 是为了防止营养不足，并"足以满足几乎所有（97% ～ 98%）健康人的营养需求"；或者在无法判定的情况下，"确保营养充足"。

然而，随着年龄的增长，肠道和激素的变化意味着从食物中吸收的营养可能会减少很多，而老年人由于新陈代谢减缓往往会吃得更少[254]。此外，一些老年人会同时服用多种药物，而有些药物会降低身体吸收养分的能力。

因此，在营养摄入经常减少的时候，对高质量营养的需求就会增加，以抵消损耗和修复。

再加上一些流行水果和蔬菜的营养含量在集约化种植过程中有所减少，那么，50 多岁的人就会出现营养不足的情况。

这些营养不足主要表现在维生素 B_{12}、维生素 B_3、维生素 D、维生素 C、维生素 E、维生素 K、镁和钙的缺乏。在这种情况下，"充足营养"并不意味着"最佳营养"。因此，我相信应当补充良好的维生素和矿物质——只要它含有一系列的多酚和奥米伽 –3。

需要补充其他营养素吗

本综合补充的饮食计划的设计目的是延缓衰老和增加健康生存年限。但是，还有一些补充剂我们很少谈及。

其中包括低剂量（75 毫克）的阿司匹林、益生菌补充剂和增强免疫系统的 1–3,1–6 β – 葡聚糖。你应该添加这些吗？

低剂量阿司匹林

有证据表明，低剂量的阿司匹林作为血液稀释剂确实可以降低心脏病发作和中风的风险，但它只能在医生的建议下服用，因为它有些许导致胃肠道溃疡的风险。

多菌株益生菌

我认为，老年人服用高质量的益生菌补充剂（多菌株，高菌落单位计数，1年2～4次，每次1个月）还是有道理的。其目的是改善肠道的多样性，减少肠道炎症，增加有益微生物和有害微生物的比例。

使用益生菌，还可以用于肠易激综合征、鹅口疮和使用抗生素后等特定问题，甚至可能帮助缓解轻度抑郁。

1-3,1-6 β- 葡聚糖

最后，正如我们在第十一章中看到的，有大量证据表明1-3,1-6 β – 葡聚糖可以支持免疫系统。我在冬季都会服用。

关于二甲双胍

当然，二甲双胍是一种药物，不是一种营养素。但是，尽管我们之前提到过它可以延缓衰老，在动物模型中延长生命，并可能降低癌症风险，但它并没有被包括在最终计划中。这是因为：①我们的计划应该能在不需要药物的情况下降低胰岛素水平，提高胰岛素敏感性；②因为二甲双胍是处方药，大多数人无法得到；③2017年《英国糖尿病》（*Diabetes UK*）杂志上的一篇社论建议，长期使用二甲双胍可能与阿尔茨海默病风险增加有关，至少对于糖尿病患者是这样的。美国糖尿病协会也发出了同样的警告。

应当把衰老当作一种疾病吗

一些衰老的研究人员正在努力将衰老归类为一种疾病，包括哈佛大学遗传学家大卫·辛克莱尔（David Sinclair）。他说，衰老仅仅是一种病变——而且，就像所有的病变一样，是可以成功治疗的。

经济利益是这一立场背后的原因，因为公共卫生组织对疾病的分类和看法有助于为那些控制资金的组织（如政府和医疗保健提供者）确定优先权。

然而，监管机构有严格的规定来指导一种药物可以在何种医疗条件下获得许可，该病种可以开什么处方，以及药品的销售方法。尽管世界卫生组织已经增加了一项称为"年龄相关性疾病"的新代码，但如今，衰老并没有在疾病名单上。辛克莱尔说"衰老"应该在疾病名单上，因为：

"如果衰老是一种可治疗的疾病，那么资金就会流向衰老研究、创新和药物开发。"

他不如直说："那是一个巨大的市场。"

然而，也有其他学者对衰老不会自动采取走药物治疗的路子。莱顿大学医学中心和马克斯·普朗克衰老生物学研究所的艾琳·史莱格布姆（Eline Slagboom）是一位著名的衰老研究专家，她也是几个欧盟衰老研究项目，包括衰老生物标志物研究的发起人之一。她说：

"把衰老看作一种可治疗的疾病，就会使人们对健康生活的重视程度降低。"

除此以外，她的结论是：

"对于任何人，直到他们生病或快速衰老，我们才能给他们用药。此外，我们不能做任何事情。"

我希望这本书已经阐明，在我们开始药物治疗之前，有许多有效的方法可以帮助我们对抗衰老。我并不反对用药物延缓衰老的想法，但我相信食物和自然获得的营养应该是优先考虑的。它们没有专利，因此也不贵。

动机的作用

我们对于再多活 20 年的健康之旅的探讨已经接近尾声，但我们还可以添加一个元素：一点儿额外的动机。

希望你的基本动机是本书提供的压倒性的证据，表明你可以延缓衰老。这意味着大多数人可以将健康的"中年"延长到 80 多岁，但这需要一些努力。而努力需要的，还是努力！

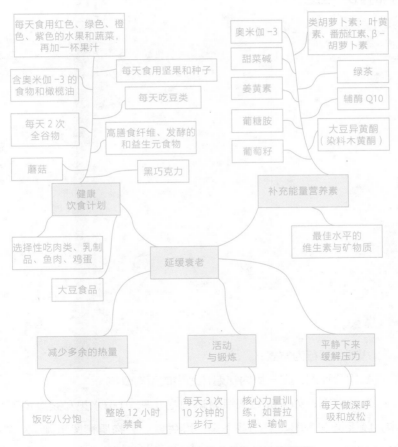

健康活到一百岁的延缓衰老计划思维导图

跟踪你的延缓衰老计划

下面的跟踪圆盘是由原始的佛教概念发展而来的。我对它进行了调整，包括了对保持更健康、更长寿至关重要的八种生活方式。（可以从 acceleratedlearning.com/delay-ageing 下载这个跟踪圆盘的 PDF 格式文件）

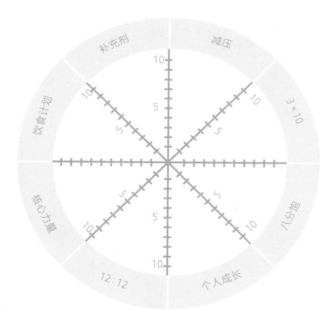

八项生活行为方式：

1. 饮食计划：在一周内吃遍计划中的所有食物。

2. 补充剂：如果你每天没有达到吃 9 ~ 10 份水果和蔬菜的要求，就要增加多酚、类胡萝卜素、维生素、矿物质和奥米伽 -3 的补充。

3.缓解压力：每天5分钟的静心和减压训练。

4.3×10：一天3次，每次10分钟快走。

5.八分饱：吃饭八分饱，减少热量。

6.个人成长：你每天早上起床的目的是什么？你在做哪些新鲜的事情？

7. 12∶12：晚餐与第二天早餐间隔12个小时，例如：晚上8点到第二天早上8点。

8.核心力量训练：每天做4个主要的练习：平板支撑、桥式、仰卧起坐、箭步蹲（参见第十四章）

下面讲如何使用跟踪圆盘。在每个部分的量表上给自己打分。然后给它涂上阴影，像下面这样：

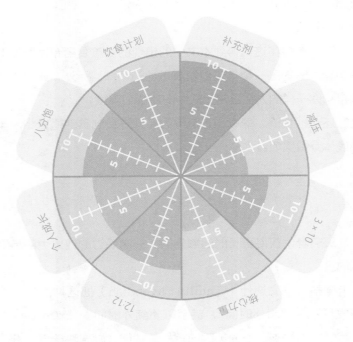

这就是你的起点。它看起来是平衡的吗？你是不是在某些方面没有做到？一周后，再给自己打分，看看这些生活方式是如何改变的，它是否更平衡？你的得分上升了吗？

每周都这样做，坚持几个月，因为改变习惯需要时间。

要坚持多长时间？伦敦大学学院的菲利帕·拉里（Phillippa Lally）给出了答案。她的研究表明，平均需要坚持 66 天，才能形成新的更积极的习惯[255]。（实际范围为 18 ～ 254 天。）

我推荐这个跟踪圆盘，因为它在保持健康和延缓衰老方面取得的效果是切实的、可见的和可操作的。

关于健康老龄的信息更新和建议

我还设立了一个简单的免费服务。请在 acceleratedlearning.com/delay-ageing 注册，我们会为您提供有关"健康衰老"的最新资讯和建议。

有时，还会在这里得到本书中的出现的健康衰老专家所做的工作的更新——这是一个年轻但发展迅速的领域。另外，还会包括一些来自和你一样的人在日常生活中的建议和观察。

它还包括食谱、静思和正念练习，并链接到其他适合相应年龄的在线体育锻炼项目。

最后一个想法——利用你额外的健康岁月来有所作为

延缓衰老，获得更长时间额外的、充满活力的健康生活是绝对可能的。

卡米拉·卡文迪什（Camilla Cavendish）把这种额外获得的健康岁月称为"额外时间"，甚至以《额外时间》（*Extra Time*）为书名写了一本专著。作为英国前首相的顾问，她专注于更长寿且更健康的人口对社会的意义。

你可能已经注意到，我之前更倾向于使用"延缓衰老"而不是"抗衰老"这个词。

首先，因为随着岁月的推移，衰老是不可避免的。我们的目标只是减缓生理性衰老。

其次，我并没有消极地看待衰老——只关注衰老的负面后果。所以，我喜欢卡米拉·卡文迪什的"额外时间"概念。

我们可以用额外的时间解决我们的社区和社会所面临的一些紧迫问题吗？将我们随着年龄增长而积累的经验派上用场，当然有足够多的问题可供选择来解决！对于每个问题，每个人都有明确的角色，无论是帮助解决贫困、野生动物多样性的减少、生态恢复还是全球变暖。

如果只有一个人在做这些事情，就不会有多少效果。但是，如果是 5 百万、5 千万人，事情就会起很大的变化。那么，你将如何度过这"额外的几年"呢？你怎样才能有所作为呢？

想象一大群长者，他们已经把带薪工作的压力抛在脑后，专注于让世界变得更美好，那就太好了。

我将以亨利·大卫·梭罗（Henry David Thoreau）最喜欢的一句格言来结束本书的第二部分：

"一旦丧失了热情，你就老了。"

第三部分

热点话题

　　多年以来，我一直写科学、营养和健康方面的著作。

　　所以，我在本书中加入了《热点话题》这一部分，专门谈谈我最常被问到的话题。

第十八章 如何预防阿尔茨海默病和痴呆

到目前为止，本书没有一章是关于特定疾病的，讲的都是延缓衰老。如果你能够延缓衰老，就会有助于预防或延缓衰老相关性疾病。

然而，随着年龄的增长，有一个问题困扰着大多数人，因此需要更多的关注。这就是，表面上看，科学界没有能力找到一种治疗阿尔茨海默病这种痴呆症的方法。

我说"表面上看"科学界没有能力找到一种治疗阿尔茨海默病的方法，是因为，尽管神经科学家一致认为目前没有治愈阿尔茨海默病的方法，但是，还是有显著降低这种可怕疾病风险的现实希望。

为了理解其中的道理，让我们从头说起。

关于阿尔茨海默病的一些事实

阿尔茨海默病是由基因、环境和生活方式的结合造成的。这一点很重要，因为人们可以影响自己的环境和生活方式。虽然你不能改变你的基因，但你可以影响基因是否被表达，以及是如何被表达的。

阿尔茨海默病一个最大的风险因素是衰老。大多数病例在 65 岁之后才开始显现。因此，如果你延缓衰老，你就应该能够延缓或有助于预防阿尔茨海默病。

65 岁时患阿尔茨海默病的风险是 9%，然后稳步增加。85 岁时，这种风险几乎达到 33%。

除衰老之外，导致患病风险的因素还有：

- *2 型糖尿病（风险加倍）*
- *血糖水平升高*
- *高血压*
- *低密度脂蛋白胆固醇水平高*
- *中年肥胖*
- *缺乏运动*
- *饮食不健康（高饱和脂肪和高糖分，维生素、矿物质和多酚含量低）*
- *吸烟（风险增加 45%）。*
- *酗酒*
- *……头部曾经受伤*

除了头部受伤，你还会发现心脏病的风险因素和阿尔茨海默病的风险因素之间有很强的联系。保护心脏的措施也能保护头脑。

阿尔茨海默病有不止一种类型，而且从出现症状到确诊至少要经过 2 年。

脑部扫描显示，阿尔茨海默病患者的大脑萎缩幅度高达 30%，许多神经元停止运作，失去与其他神经元的联系，最终死亡。

确诊后的平均寿命是 8 ~ 10 年。

女性比男性患老年痴呆症的风险更高，这可能与雌激素水平的变化有关。当然，平均而言，女性寿命更长。

但是，女性也有同样的风险患上其他形式的痴呆症。最常见的是血管性痴呆，大脑的血液供应受到限制，这通常是中风的结果。

非洲和中 / 南美洲原驻民的后裔中，老年人的患病风险几乎翻了一番。

许多阿尔茨海默病患者都经历了一个被称为轻度认知损害（mild cognitive impairment，MCI）的前期阶段。在这一阶段采取的行动是全面预防该病的最佳机会[256]。

一些研究人员将社会隔离和抑郁症列为危险因素。但是，抑郁症是仅仅有联系，还是有因果关系呢？

遗传易感性

阿尔茨海默病有遗传因素。如果你的母亲（而不是父亲）患有此病，风险会更大。

虽然有超过 20 种基因可能会增加阿尔茨海默病的风险，但携带所谓 APOE4 基因的患者风险更大。

40% 以上的的阿尔茨海默病确诊患者至少有一个 APOE4 基因变体。（记住，对于任何特定基因，你通常会得到两个版本——一个来自你母亲，另一个来自你父亲。）拥有两个 APOE4 变体的患者风险增加 10 倍。

APOE4 似乎也能关闭或灭活 SIRT 基因，这并非巧合——正如我们所看到的，SIRT 基因与长寿有关。APOE4 还会激活一种促进炎症的蛋白质。

在英国和美国，大约 14% 的人带有 APOE4 基因变体。麻省理工学院的神经学家发现，APOE4 促进 β – 淀粉样蛋白的积累，而 β – 淀粉样蛋白导致阿尔茨海默病患者大脑中出现特异斑块[257]。

对神经元、突触和神经递质造成的损伤

关键事实需要借助图示。

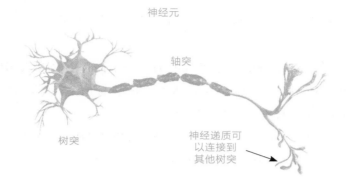

神经元

轴突

树突

神经递质可
以连接到
其他树突

人的大脑由大约 1000 亿个细胞组成，这些细胞被称为神经元。神经元的分支样末端称为树突，而邻近神经元的树突通过突触连接在一起。被称为神经递质的化学物质在这些突触之间提供了一个"桥梁"，使得我们思考时所产生的电子信号能够在一个巨大的神经网络中与其他神经元沟通。

神经元也有一个轴突，是用来传递构成思想流的电子信号的管道。所以，任何从内部破坏神经元，或破坏、阻断突触，或破坏神经递质的物质都会降低大脑的工作能力。

在阿尔茨海默病中，这三种类型的损害都会发生。为了预防阿尔茨海默病，需要减少神经元的损伤，确保任何对突触的损伤都能通过新突触的形成来平衡，并保护神经递质。

淀粉样蛋白团块

阿尔茨海默病患者的关键特征是他们在脑细胞之间形成了一种黏性的蛋白质积累，这些蛋白质团块是由 β – 淀粉样蛋白组成的。淀粉样斑聚集在脑细胞之间，破坏细胞功能。

淀粉样蛋白不仅使细胞功能退化，还会分泌毒素。这些毒素会损害神经递质，尤其是一种叫作乙酰胆碱的关键神经递质。

Tau 蛋白缠结

大脑轴突内的蛋白质不仅变得不正常，它们最终还形成了缠结，称为 T 蛋白缠结（tau tangles）。

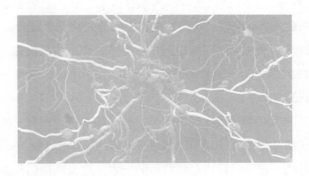

这些缠结阻碍和降低电子信号和思维过程，从本质上讲，使它们变得非常混乱。

关于阿尔茨海默病的一致理论

所有这些都意味着：阿尔茨海默病的研究集中在清除淀粉样斑，防止缠结，减少神经毒性和修复神经递质方面。然而，尽管投入了数十亿美元研究用于治疗阿尔茨海默病的药物，结果却无一奏效。

或者也有一些收获？

淀粉样物质凝结是对大脑损伤的反应

在这本书的前面，我们看到急性和慢性炎症有很大的区别。急性炎症是免疫系统清零短期损伤（外伤、感染、寄生虫或昆虫叮咬的反应）的暂时性结果。所以，这是对损伤的反应。

免疫细胞涌入感染区域以击败病原体，这种活动的副产品之一就是炎症：皮肤变红，经常伴随着肿胀。一旦免疫细胞完成了它们的工作，清除了损伤，炎症就会消失。

但有时损伤并没有完全清除，这会使内部炎症持续不断地"发牢骚"，这就是慢性或低水平的持续性炎症。我们已经看到，这种类型的炎症是衰老和许多年龄相关性疾病的关键驱动因素。

问题是，慢性炎症只能由医生才能做的测试检测出来，其中包括 C 反应蛋白（C-reactive protein，CRP）测试。这是一种直接衡量炎症的方法。

第二种炎症测试是发现高同型半胱氨酸水平，还有一种方法是测试糖化血红蛋白（HbA1c）水平。你会记得 HbA1c 是一种测量血糖的方法，它可以评估对红细胞的损害。这告诉我们高血糖水平会引起炎症。

正如炎症是对损伤的反应一样，前沿神经科学家戴尔·布来得森（Dale Bredesen）博士相信淀粉样物质也是一种反应。在这种情况下，是对大脑损伤的反应。但是过多的淀粉样物质，就像过多的炎症一样，会变成慢性问题。

那么，我们应当如何预防阿尔茨海默病背后的大脑损伤——淀粉样蛋白的积累、T 蛋白缠结及大脑连接的丧失？下面的 15 种方法有助于预防阿尔茨海默病，使它的阴影不降临到你和你的家人身上。

防止导致阿尔茨海默病的脑损伤

1. 减轻炎症

大量证据表明大脑炎症与阿尔茨海默病有关[258]。

简单来说，当大脑面对毒性或淀粉样物质的损害时，中枢神经系统的一部分免疫系统会变得过度活跃。它会释放一种叫作细胞因子的信号分子，是一种促炎物质。炎症会引发更多细胞因子的释放，从而形成一个恶性的、破坏性的循环。

爱德华·布尔摩尔（Edward Bullmore）教授在他2018年出版的《发炎的头脑》（*The Inflamed Mind*）一书中做了进一步的阐述。他指出，大脑和身体的炎症是抑郁症和阿尔茨海默病的根本原因。

对策就是确保你的饮食包括大量的抗炎食物——本书食物计划中特别提到的食物。

最好的抗炎补充剂包括奥米伽–3、姜黄素、叶黄素、番茄红素、β–胡萝卜素、绿茶提取物和葡萄籽提取物。这些都是我们已经推荐的补充剂。

反之，应避免进食促进炎症的食物，包括油炸食品、反式脂肪、去除了大部分膳食纤维的精制碳水化合物（如蛋糕、白面包、饼干/曲奇饼、意大利面）、糖、动物脂肪和加工肉类。

导致炎症的原因之一是"肠漏症"。

肠漏症

肠道的内壁具有渗透性，以便让从肠道食物中提取的营养物质通过肠道内壁进入血液。它们在那里分散，被身体各部分使用。

这种分散是在肠壁的微小接合处完成的。正常情况下，这些连接足够紧密，可以阻止任何未消化食物的颗粒进入。但是，如果这些连接没有达到应有的紧密程度，未消化食物的微小碎片就会进入血液，在那里它们会被免疫系统识别为"外来入侵者"。这就会引发炎症反应，可能会增加阿尔茨海默病的风险，并导致自身免疫病。

是什么导致连接的损坏和"渗漏"呢？

- 化学物质，如杀虫剂
- 过量的糖和酒精
- 慢性应激
- 一些药物，NSAIDs（non-steroidal anti-inflammatory drugs，非甾体抗炎药，如阿司匹林、布洛芬、塞来昔布）、减酸药和抗生素
- 麸质（面筋）也会引发对麸质不耐受或对麸质敏感的患者出现肠漏症。

2. 预防胰岛素抵抗

这在很大程度上是由过量饮食和没有减少糖的摄入造成的——因为这两者都会增加血液中葡萄糖的水平，从而使你的胰岛素反应被过度激活。

最近的研究有一个重要的新发现：一旦胰岛素完成了降低血糖的任务，身体就需要清除多余的胰岛素。它通过一种叫作胰岛素降解酶（insulin-degrading enzyme，IDE）的酶来做到这一点[259,260]。

IDE 也降解淀粉样物质，这是我们希望发生的。但是，与此同时，降解胰岛素的工作也会就会变得非常困难，因为二者是相互竞争的关系。

因此，通过降低血糖水平，人体就释放了 IDE 来处理淀粉样物质。

降低血糖水平还有另外一个原因——它可以减少糖化。还记得糖化是在糖与蛋白质或脂肪结合，组织变得交联时形成的吗？糖化是阿尔茨海默病的一个因素[261]。

血糖升高也会损害身体和大脑的血管，血管损伤导致糖尿病患

者视网膜受损，进而导致进行性脑损伤和脑萎缩，从而产生学习、记忆、运动速度和其他认知功能方面的问题[262]。

3. 防止营养损耗

神经元不像体内的许多细胞那样寿命短暂，它们已经进化到可以活很长时间，在人类体内可以活 100 多年。因此，神经元必须不断地自我维护和修复。

随着年龄的增长，人体需要确保最佳的而不仅仅是充足的营养来维持和修复脑细胞、突触和神经递质。但是，随着年龄的增长，人们从食物中吸收的营养越来越少[263]。

成年人的大脑能够通过形成新的连接来重组其庞大的神经元网络，这是因为神经可塑性（neuroplasticity）。神经可塑性是指大脑在一生中不断产生新的神经元、突触和连接，帮助大脑从损伤中恢复。遭受脑损伤的中风患者能够重新学习走路和正常说话，就是这个道理。

最佳水平的维生素、矿物质和多酚是保持大脑正常运作的首要因素。

对于大脑健康至关重要的维生素和矿物质

维生素 E：保护大脑细胞膜。

B 族维生素：尤其是叶酸（维生素 B_9）、维生素 B_{12} 和硫胺素（维生素 B_1），对记忆的形成至关重要。

维生素 C：一种重要的抗氧化剂，有助于保护脑细胞免受自由基的损害。

锌和镁：缺乏锌和镁与阿尔茨海默病的风险增加有关。

硒：另一种需要保持最佳量的矿物质，它不仅有助于清除过量的破坏神经的自由基，还支持谷胱甘肽，从而促进突触健康。

甜菜碱：一种氨基酸，不是维生素或矿物质。但它是一种重要的营养素，有助于降低同型半胱氨酸水平过高的风险，而同型半胱氨酸水平过高可能导致阿尔茨海默病[264]。同型半胱氨酸与吃肉有关，高水平的同型半胱氨酸被认为是心脏病和阿尔茨海默病的风险因素。

避免与汞的接触

汞是人体绝对不需要的。在 18 世纪和 19 世纪，制造毛毡帽子的工人在制作过程中大量接触汞。其结果是，他们经常遭受失忆、抑郁和失眠的困扰。《爱丽丝梦游仙境》中的"疯帽子"的故事就是基于这一事实编写的。金枪鱼和鲨鱼等长寿鱼类体内会积聚汞，所以最好避免食用它们。

4. 增加脑源性神经营养因子（BDNF）

BDNF（brain-derived neurotrophic factor）是支持现有神经元生存、修复，以及产生新神经元的关键蛋白质之一。它也支持神经递质的健康功能。

高水平的 BDNF 与学习能力的提高和阿尔茨海默病风险的降低有关联。相反，低水平的 BDNF 与阿尔茨海默病和帕金森病有关。值得注意的是，该蛋白还在葡萄糖的调节中发挥作用[265]。

BDNF 水平通常会随着岁月的推移而下降，对此你不会感到奇怪。但是，有一些方法可以让你的 BDNF 水平保持在尽可能高的水平。

奥米伽 -3

富含奥米伽 -3 的饮食尤为重要。加州大学医学中心的一项综合研究证实，奥米伽 -3 可以增加 BDNF 的水平。奥米伽 -3 对大脑健康有更重要的影响，因为它支持线粒体功能，帮助形成脑细胞膜，并促进葡萄糖代谢。反之：

"……饮食中缺乏奥米伽 -3 会导致学习和记忆能力下降。"

奥米伽 –3 还支持骨骼和软骨的形成，并表达抑制肿瘤形成和炎症的基因。

《营养》(*Nutrients*) 杂志最近的一项研究发现，减少糖的摄入，补充奥米伽 –3 和姜黄素"可以改善健康老年人的认知功能"和工作记忆。两者的结合似乎是通过同时减少炎症和氧化损伤，并支持神经元的形成而起作用的[266]。

维生素 D

维生素 D 支持突触的发育和维护。在阳光稀少的冬季，建议每天补充 2000IU 的维生素 D。

从姜黄中提取的姜黄素

姜黄素不仅有助于抑制淀粉样物质的形成，它还能提高 BDNF 水平，富含抗氧化多酚的蓝莓、越橘、葡萄等浆果类水果和葡萄籽也起着同样的作用。

维生素 E

维生素 E 在维持 BDNF 水平方面也同样重要[267]。

减少热量摄入，特别是脂肪和糖

高于平均需求的能量摄入——也就是吃得太多，会增加阿尔茨海默病和帕金森病的风险。中年肥胖，尤其是"苹果型肥胖"，即脂肪在腹部堆积，会增加患痴呆的额外风险[268]。因此，按照第十五章的建议减少热量摄入是很重要的。

动物研究显示，高脂高糖饮食会显著降低 BDNF 的水平。一项队列研究表明，低热量或低脂肪饮食的人患神经系统变性疾病的风险明显低于那些高热量摄入的人。

5. 减少接触毒素和感染

如果淀粉样物质的产生至少在一定程度上是对毒素的反应，那么减少对毒素的接触将意味着大脑产生淀粉样物质的理由更少。降低神经毒素风险的方法如下：

- 避免吃金枪鱼和鲨鱼等长寿的鱼类，因为这些鱼类体内会积聚大量汞，而汞是一种神经毒素[269]。

- 减少接触食物中残留的农药。虽然我不希望像一些作者那样过分夸大这些风险，但我确实会尽量保证自己吃的《12种果蔬农药残留表》中列出的蔬菜和水果都是有机栽种的。（译者注：该残留表的原文为："*Dirty Dozen*™"，字面意思是"肮脏一打"，指的是12种易于残留农药的果蔬。）

因为购买有机食品的一个主要原因是为了避免农药残留，你需要知道哪些以常规方式种植的农产品农药残留最多，哪些最少。（译者注：这里的"常规方式种植"是相对于"有机方式种植"的，下同。）这就是《12种果蔬农药残留表》告诉你的，我在本章的末尾复制了这个列表。

特别是以草甘膦为基础的除草剂，是人类细胞系的内分泌干扰物，已被证明可造成DNA损伤。美国农业部发现，98%的非有机种植的草莓、菠菜、桃子、樱桃和苹果都被检测出农药残留阳性。

6. 抵消环境污染

有一些污染接触是不可避免的，但2017年发表在《国际环境科学与研究》（*Environmental Science and Research International*）杂志上的一项研究[270]表明，绿茶、洋葱、大蒜、香菜和姜黄/姜黄素中的某些植物性食物成分能够"对这些（环境）污染物产生的中毒效应提供解毒、治疗和预防作用。"

7. 防止霉菌产生的毒素

当大脑受到真菌毒素威胁时，就会产生淀粉样物质。

十字花科蔬菜含有一种叫作萝卜硫素（sulforaphane）和硫代葡萄糖苷（glucosinolate）的植物化学物（phytochemical），可以帮助抵消这种毒性作用[270]。英文词头 *Phyto* 的意思是"植物"。

十字花科蔬菜包括西蓝花、卷心菜、花椰菜、羽衣甘蓝、芽甘蓝、豆瓣菜和白萝卜。白萝卜在西方鲜为人知，但却是中国和日本最受欢迎的蔬菜。

8. 减少服用胃反流药物

某些治疗胃酸反流、胃灼热和消化不良的药物——称为质子泵抑制剂，会增加中风和痴呆的风险。一项针对 7.4 万名 75 岁及以上老人的研究发现，服用这些药物的人比不服用的人患痴呆症的概率增加了 44%[271]。

尽管研究人员指出，这是一种联系，并不一定是因果关系。但我们知道，胃反流药物会削弱对重要的大脑健康营养素，如维生素 B_{12}、锌和镁的吸收。

药物和营养素之间的这种消极的相互作用并不罕见，尤其是当很多老年人同时服用多种药物时，这种情况被称为多重用药（polypharmacy）。

在美国，年龄在 65 岁以上的人群中，估计有 44% 的男性和 57% 的女性服用 5 种或更多种的药物。而有 12% 的男性和女性每天服用 10 种或更多的药物！

9. 维持健康的激素水平

激素在阿尔茨海默病中的作用是有争议的，因为很多研究结论似乎相互矛盾。以下是我们所知道的。

激素支持健康突触的发育和维持，因此也支持大脑功能。影响大脑功能的关键激素是雌激素、孕酮和睾酮。

雌激素

动物研究表明，雌激素对神经元有保护作用[272]。它似乎还增加了海马中连接的数量，海马是大脑中对记忆和学习很重要的部分

[273]
。

男性和女性都产生雌激素，但由于它是女性的主要性激素，故女性的雌激素更多。然而，当女性进入绝经期时，她们的身体分泌的雌激素就会减少。

阿尔茨海默病在女性中的发病率高于男性，女性患者占 65%。这是因为女性在绝经后雌激素水平降低，从而降低了来自大脑免于损伤的保护。这可能与雌激素可以促进身体自身产生抗氧化剂有关，因此，减少了自由基的损害，包括自由基对神经元的损害。所以，年轻女性是受到雌激素保护的。

这种激素与阿尔茨海默病的联系促使许多研究人员得出结论：通过激素替代治疗（hormone replacement therapy，HRT）延长雌激素的供应有助于保护女性远离阿尔茨海默病[274]。

这也可能是真的。大多数，但不是全部的研究表明，55 岁之前开始接受激素替代疗法的女性与其他更年轻的女性相比，患阿尔茨海默病的风险并不高。然而，65 岁以后才开始接受激素替代疗法的女性确实有更高的风险——增加了 9% ~ 17%[274]。

那么，我们能从中得出什么结论呢？关于激素替代疗法，阿尔茨海默病协会表示：

"在有更好的证据之前，作为一种降低阿尔茨海默病风险的方法，HRT 的潜在好处未能超过其带来的潜在风险，其中包括增加某些类型的癌症、心脏病和中风的风险。"

幸运的是，有一些方法可以自然地提高雌激素水平，因为植物雌激素天然存在于植物性食物中。

这些食物包括亚麻子（最丰富的来源）、大豆食品（包括已知的能提高雌激素水平的异黄酮）、草莓、桃子、杏、西梅、枣、全谷物、花生和核桃，还有红酒。

植物雌激素还有其他好处：它们可能有助于降低骨质减少和骨质疏松的风险[275, 276]。

此外，研究人员注意到，在大豆摄入量很高的日本，乳腺癌发病率显著降低。但这可能与普遍良好的饮食和绿茶消费有关，大豆的摄入不会是直接原因。

总的结论是，适量摄入植物雌激素可以降低患痴呆症的风险，而且无论是通过食物还是补充剂的形式摄入，都是安全的。英国内分泌协会发表的一项关于植物雌激素的大型荟萃研究得出结论：

"目前的证据表明，饮食中大量摄入植物雌激素并不会增加乳腺癌的风险。"

睾酮

男性似乎不需要太在意激素和阿尔茨海默病之间的联系。睾酮在脑细胞内转化为雌激素，男性在一生中不断产生睾酮，即男性性激素（女性也会分泌，但水平要低得多）。这可能进一步解释了较高的睾酮水平是男性患阿尔茨海默病的风险较低的原因。

10. 增加自噬（清除死亡细胞）

我们在第一章中看到，自噬有助于清除衰老细胞，包括衰老的脑细胞。它还有助于在淀粉样物质开始结块之前将其清除。

11. 注意日常释放压力

压力会提高皮质醇水平，会损害海马中的神经元。处于压力下的人产生的 BDNF 较少，这可能就是为什么人们经常说，当他们有压力时，他们无法清晰地思考。

12. 保持良好的口腔卫生

2019 年的一项研究明确表明，一种可以导致牙龈疾病的细菌，名为牙龈卟啉单胞菌（P. gingivalis），经常出现在阿尔茨海默病患者的大脑中[277,278]。它可能是一种毒素，可以触发淀粉样物质的产生。

因此，早晚刷牙是保持大脑健康的重要方面。

13. 增加运动水平

巴西人和其他研究人员已经证明，即使是短时间的运动也能显著提高海马中的 BDNF 水平，而海马是学习和记忆形成的关键部位。因此，它们"抵消了因年龄增长而导致的智力下降"[279]。

我们也知道，连续几个小时坐着，不起来动一动，对健康非常有害。一些文章将连续不间断的久坐归为"和吸烟一样有害"。在我看来，虽然香烟公司可以被称为杀人凶手，但把久坐等同于吸烟只是报纸编造的谎言。

当然，久坐确实对你有害。久坐的危害包括肥胖、高血压、高血糖、腰部脂肪过多和胆固醇异常。不出所料，久坐似乎也会增加死于心血管疾病和癌症的风险。

身体活动对健康的大脑也很重要。2013 年的一项研究表明，老年人的活动恰恰改善了阿尔茨海默病中常常遭受最不利影响的区域——海马的认知能力[280]。海马对记忆至关重要，而前额叶区域对做决定至关重要。跳舞也被证明能提高 BDNF 的水平[280]。

14. 改善免疫系统摧毁病原体的能力

病原体可以是来自外部的细菌或病毒的威胁，也可以是来自内部的威胁，这些内部威胁是由于体内微生物组的有益细菌比例小于有害细菌——生态失调造成的。不管怎样，大脑中的病毒或细菌造成的损伤都会触发淀粉样物质。

延缓衰老食物计划包括支持免疫系统的食物。而且，有很好的证据证明，在遭遇特定的威胁时，可以给予免疫系统额外的支持。

的确能迅速增强免疫系统且为数不多的天然产物之一是我们已经讨论过的一种补充剂，叫作 1–3, 1–6 β – 葡聚糖。

15. 增加大脑内部连接的数目以弥补损失

阿尔茨海默病的一个另人费解的问题是：尸检结果显示，一些人有大量的淀粉样斑和 T 蛋白缠结，但在他们的一生中从未显示出痴呆的迹象。

不知什么原因，他们已经建立了足够多的新连接和神经通路来弥补那些丢失或损坏的连接。我们知道这是可能的，因为这就是"可塑性"。中风患者能够获得重新构建的连接也是这个原因。

关于可塑性的一个著名例子来自伦敦大学学院的神经学家对伦敦出租车司机的一项研究。他们发现，一般出租车司机由于不得不记忆巨大而复杂的伦敦地图，其海马（大脑中主要与记忆和空间导航相关的部分）显著增大。当然，卫星导航技术可能已经结束了这种状况。

你可以通过睡眠和持续学习新的科目和技能来支持自己的神经可塑性，或通过重新构建来创建新的连接。音乐制作[281]、艺术创造[282]，以及学习一门语言都被证明可以促进新的连接形成。学习新东西对那些过早退休的人来说尤其重要。

神经发生

我们现在知道，大脑中有可能产生新的脑细胞。这与以前的观点相反，这个过程被称为神经发生（neurogenesis）。斯坦福大学的研究人员发现，某些食物有助于新脑细胞的形成。这些物质包括浆果、可可（和黑巧克力）、坚果、姜黄素和绿叶蔬菜中的黄酮类化合物。

维生素 E、奥米伽 –3 和绿茶中的关键植物化学物质表没食子儿茶素没食子酸酯（EGCG），都能促进海马神经元的形成。斯坦福大学的研究人员得出结论：

"在啮齿类动物的实验中，富含维生素且低脂肪的饮食有助于神经发生，而低热量的饮食则减轻了小鼠神经发生性疾病的影响。"

充足睡眠

在人体内发现一个全新的生物系统并不常见。但在 2012 年，大脑研究人员发现了胶质淋巴系统（glymphatic system）[283]。

胶质淋巴系统（如此命名是因为它涉及胶质脑细胞，与淋巴系统有相似之处），就像包围大脑现有血管的一层"管道系统"。它的作用是排出大脑中的废物和毒素。

杰弗瑞·艾利夫（Jeffery Iliff）是发现胶质淋巴系统团队的一员，他写道：

"如果因为正常的衰老或对脑损伤的反应，导致胶质淋巴系统不能像预期的那样清理大脑，废物就会开始在大脑中积累。这可能是阿尔茨海默病中淀粉样物质沉积的原因。"

该研究团队证实，在小鼠实验中，从阿尔茨海默病大脑中清除的淀粉样物质有一半以上是通过胶质淋巴系统进行的。

因此，确保胶质淋巴系统正常工作是大脑保护的关键，而且它的大部分工作都是在晚上睡觉的时候进行的。这一发现意义重大，研究人员甚至认为这可能是睡眠能使人恢复精力的关键原因。

结论是什么？为了大脑健康，确保你每晚有 7 ~ 8 小时的睡眠。

阿尔茨海默病可以逆转吗

到目前为止，我们已经确定了至少 15 种可以大幅降低阿尔茨海默病风险的方法。然而，至少有一位神经科学家相信，如果发现得足够早，阿尔茨海默病是可以逆转的。

这个人就是戴尔·布来得森（Dale Bredesen）博士。他是神经系统变性疾病专家，在加州大学的神经病学领域担任过高级职务。1998 年，他创立了当今著名的巴克衰老研究所。

在过去的几年里，布来得森博士和他的团队开发出了一个方案——一个针对阿尔茨海默病患者的项目，称为"再编码方案"。他们不仅声称它可以阻止该疾病，他们还声称，如果患者得到足够早的治疗，症状可以逆转。布来得森博士在《终结阿尔茨海默病》（*The End of Alzheimer's*）一书中详细介绍了这个项目。

在书中，他列举了一些阿尔茨海默病患者症状消失的病例。2014 年，有一项针对 10 名患者的小型公开研究详细描述了这些改善[284]。进一步的试验于 2019 年 6 月开始，于 2020 年完成。

如果你怀疑你所爱的人可能有痴呆的早期迹象，这本书很值得一读。然而，我认为他的出版商有些弄巧成拙。虽然这本书的书名可能会让你在书店里驻足，但"终结阿尔茨海默病"似乎言过其实了。

这意味着，尽管布来得森博士在他的神经科学家同行中有支持者，但他也有批评者。

然而，这并不意味着戴尔·布来得森的概念是错误的。只是这些概念并不是对每个人都有效，我们当然也不应该有这样的期待。因为阿尔茨海默病是一种高度复杂的疾病，有许多促成因素。这些因素以不同的方式影响个体，并与他们独特的基因组和生物群系相关。

布来得森博士认为，正是由于这种复杂性，试图找到一种单一的"灵丹妙药"来解决阿尔茨海默病的多种病因是不太可能成功的。

你会看到阿尔茨海默病与衰老的相似之处。由于导致衰老的因素如此之多，任何一种药物都不太可能起到阻止或逆转衰老的作用。正因为如此，我们正在探索一种多因素的解决方法。

阿尔茨海默病的"重新编码"非常复杂

布来得森博士的重新编码方案要求考虑不少于 36 种可能导致阿尔茨海默病的因素。它鼓励患者进行关键标志物的测试，然后在有资格的诊所根据个性化计划进行一年的临床观察。

来自研究人员的主要批评是，这太复杂了，使很多人无法在没有帮助的情况下完成，这可能是事实。批评人士还抱怨说，该方案涉及了太多的因素，根本不可能分辨出哪一部分因素在起作用。

但是，这真的重要吗？阿尔茨海默病是一种非常复杂的多因素疾病，只有多因素方法才可能有效。事实上，还原论者希望能够创造单一的灵丹妙药，这就是为什么治疗阿尔茨海默病的药物到目前为止都失败了。

虽然上面的 15 个策略都不会逆转阿尔茨海默病。但是，加上延缓衰老计划的实施，将给你最好的机会来防控阿尔茨海默病。

"谷物大脑"：错误的观念

前面我们谈到，炎症是阿尔茨海默病的驱动因素。在一些人身上，麸质会引发炎症。因此，在这一章我们不能不提到美国的珀尔马特博士（Dr Perlmutter）和他的畅销书《谷物大脑》（*Grain Brain*）。

在书中，被维基百科称为"名医"的珀尔马特博士提出了一些没有争议的观点。他指出了阿尔茨海默病与糖尿病、高血糖水平、炎症和不运动之间的联系——所有这些都有据可查。

他还指出，对于麸质不耐受或对麸质敏感的人来说，食用含有麸质的谷物会引发身体和大脑的炎症。这也是对的。

因此，麸质很可能是他所说的"脑雾"和抑郁症的潜在诱因，甚至是使麸质敏感的人患上老年痴呆症的潜在诱因。

由于大约有 7% 的人患有麸质不耐受或过敏，在 3.3 亿美国人口中，这个数字大约为 2300 万人。在英国，这一数字约为 460 万。因此，不难发现，许多美国人或英国人听从了他的建议，不再食用麸质食品，因而从中获益。珀尔马特博士的书中和网站上有大量此类案例。

他认为炎症是阿尔茨海默病的一个因素，且麸质能引发炎症。他从这些事实中推断出，每个人都应该避免麸质甚至所有的碳水化合物。珀尔穆特博士的这个观点招致了主流医学界的批评[285]。

尤其是，他建议用脂肪取代那些谷物和碳水化合物，即摄入的食物中的脂肪可以达到 60%，更是不能令人苟同。

我的建议是：遵循数百项推荐地中海式或蓝色地带饮食风格的研究成果，以预防阿尔茨海默病。

假马齿苋，是强脑补充剂吗

是不是存在有助于专门支持认知功能的补充剂？

如果你有特别的理由担心认知能力的下降，我觉得有一个补充剂可以试试。它已经通过科学研究中的"金标准"，即随机、双盲、安慰剂对照试验。

这 种 补 充 剂 是 一 种 传 统 的 草 药 —— 假 马 齿 苋（bacopa monnieri），也 被 称 为 水 牛 膝 草（water hyssop）、婆 罗 米（brahmi）或恩典之草（herb of grace）。在阿育吠陀医学中，假马齿苋作为记忆和学习增强剂和压力减轻剂已经使用了几个世纪。

假马齿苋含有被称为假马齿苋皂苷（bacosides）的活性化合物，已被证明可以调节重要的神经递质的水平。它的主要机制是促进神经元的沟通，它能明显促进被称为树突的神经元末梢的生长，以此来实现这个沟通。

俄勒冈州波特兰市的国家自然医学院进行了一项重要的试验。在其试验中，54 名平均年龄为 73 岁的人被随机分配到假马齿苋

（300mg）组或安慰剂组，为期 12 周。假马齿苋组的记忆力评分和注意力有显著改善。更有趣的是，他们的心率也降低了 [286]。

这项研究的结果得到了另外至少五项总共超过 600 人的人体试验的支持 [287-290]。

这些试验都得出结论，假马齿苋可以改善老年人的注意力、认知加工和工作记忆，并可能改善高级认知过程。2011 年的一项动物实验也许能说明原因，它表明假马齿苋增加了树突的连接 [291]。

假马齿苋还有其他积极的特性：在动物和试管研究中，它的抗炎作用与两种常用的治疗炎症的非甾体抗炎药物相当。

在一些相关试验中，假马齿苋也显示了减少焦虑和降低心率的作用。这可能是因为假马齿苋属被归为一种适应原（adaptogen），意味着它增加了人体对压力的抵抗力。虽然在所有试验中，认知能力的改善都是一致的，但焦虑的减少却不那么明显，也不那么具有一致性。

如果你发觉自己经常健忘（虽然随着年龄的增长这是正常的），假马齿苋还是值得一试。

根据研究，在 12 周的试验后，你应该会发现自己的精神敏锐度有所改善。如果不是这样，就不要再试了。它不是一种昂贵的补充剂，而且通常是安全的。孕妇应该避免使用草药，其他想服用该草药的人应该向自己的医疗保健提供者征求意见。

应当训练自己的大脑吗

现在有很多"大脑训练"课程和应用程序，而且有些是免费的。但它们真的有效吗？似乎还没有定论 [292]。

佛罗里达州立大学认知心理学教授沃尔特·布特（Walter Boot）在《今日医学新闻》（*Medical News Today*）上发表的一篇文章提出了非常中肯的观点：

"很少有人会关心在抽象的计算机大脑训练中提高他们的得分，因为重要的是提高他们完成日常任务的能力。这些任务关系到他们的生活中的安全、幸福、独立和成功。

"一个多世纪的研究表明，学习和训练的收获往往是非常具体的。从一个任务转移到另一个任务的收获可能是一个挑战……而玩益智游戏可能只会让你更擅长玩益智游戏。"

加拿大韦仕敦大学（Western University）大脑与思维研究所的科研人员鲍比·斯托亚诺斯基（Bobby Stojanoski）总结得很好：

"如果你想提高自己的认知能力，与其玩一个小时的电子游戏或做大脑训练测试，不如出去走走，跑步，和朋友交流一下。这些对你更有益处。"

【本章小结】

- 遵循延缓衰老食物计划，其中的食物具有强大的抗炎和抗氧化作用。
- 确保服用的补充剂都不仅仅是单一的维生素和矿物质，应当包括奥米伽-3、姜黄素、叶黄素、玉米黄素、番茄红素、绿茶和葡萄籽提取物。
- 少吃高糖和高脂肪的食物。
- 日常注意减轻压力，并保持良好的口腔卫生。
- 制订一个活动计划，并坚持不断地学习！
- 我认为，有足够的证据表明，假马齿苋可以改善轻度认知损害患者的注意力和记忆力。可以考虑试用90天，但必须得到医生的许可。还要注意，假马齿苋可能会增加抗抑郁药阿米替林

（amitriptyline）的药效。

● 购买有机的，或者自己种植《12 种果蔬农药残留表》中的水果和蔬菜来降低农药的风险。全部细节见如下附录。

尽可能食用有机蔬菜和水果

你会注意到，很多《12 种果蔬农药残留表》中的水果和蔬菜要么没有外皮，要么外皮很薄，而且人们通常会连皮一起吃。

因为列表中的（非有机种植）产品有更高的交叉污染风险，而且农药更容易被吸收，所以，对于列表中的果蔬，通常要买有机种植的。

一般来说，食用有厚皮的非有机水果和蔬菜比较安全，例如鳄梨或香蕉。

对于"最肮脏"（即那些污染最严重的）的农产品种类，要购买其有机种植的产品。对干净（污染少）的果蔬，则可以购买用常规种植方法生产的产品。这样做，你会得到物有所值的回报。（前提是假设你自己不能种植所需果蔬，或不能将所需全部果蔬都买成有机种植的。）

就对环境的影响而言，有机种植方式对所有植物和动物都更加安全。既保护了野生生物和自然，也保护了我们自己的健康。

12 种果蔬农药残留表

美国环境工作组（Environmental Working Group，EWG）每年都会发布一份购物者指南，如下引用的数据来自 2020 年 3 月的报告。英国环境、食品和农村事务部（DEFRA）也做了一项调查。表格中的百分比是 DEFRA 在英国发现的含有残留物的样本的百分比，尽管这些样本并未涵盖所有项目。

		美国样品中含有的杀虫剂 报告日期：2020 年 3 月	英国的数据
1	草莓	99% 至少含有 1 种杀虫剂，30% 含有 10 种以上不同杀虫剂	
2	菠菜	97% 含有杀虫剂残留，包括有神经毒性的扑灭司林	
3	羽衣甘蓝	60% 含有杀虫剂敌稗（DCPA）的残留，是一种可能的致癌物	欧盟已在 2009 年禁止使用 DCPA
4	油桃	94% 至少含有 2 种杀虫剂	
5	苹果	含有 47 种不同的杀虫剂，包括 6 种已知的或可能的致癌物质	英国 80% 有残留
6	葡萄	平均至少含 5 种杀虫剂	英国 87% 有残留
7	桃	平均至少含 4 种杀虫剂	
8	樱桃	平均至少含 5 种杀虫剂	英国 95% 有残留
9	梨	一半以上含有 5 种以上杀虫剂	英国 94% 有残留
10	番茄	平均至少含 4 种杀虫剂	
11	芹菜	95% 含有杀虫剂残留	
12	土豆	为控制土豆在储藏时期发芽，大部分美国土豆都使用氯苯胺灵（chlorpropha）	欧盟已在 2019 年禁止使用氯苯胺灵

第十九章　为什么饮食和营养建议一直在变

　　美国人平均每年消耗 26 千克糖，这是一只成年雌性拉布拉多犬的平均体重！英国消费者也紧随其后，每年人均消耗糖 21 千克。造成这种状况的部分原因是对营养研究的不当解释，请看如下互相矛盾、令人困惑的观点：

咖啡对人体有害。	– 或 –	咖啡对人体有益。
鸡蛋不健康。	– 或 –	鸡蛋是超级好的食品。
胆固醇对心脏有害。	– 或 –	胆固醇对心脏健康的影响很小。
人造黄油 / 涂抹酱对身体有害。	– 或 –	黄油很糟糕。
乳制品对健康有益处。	– 或 –	乳制品不健康。
维生素补充剂就是浪费钱。	– 或 –	要吃复合维生素。
肉类对人体有害。	– 或 –	肉类是蛋白质和维生素 B_{12} 的重要来源。
喝少量红酒对身体有益处。	– 或 –	酒精就没有安全饮用量。

　　远离脂肪……碳水化合物……谷物……麸质……乳制品。

　　过去 50 年中，食物的营养价值已经下降。

　　孰是孰非？为什么关于饮食的建议总是这么矛盾？有六个原因。

为什么关于饮食的建议总是这么矛盾

1. 研究结果可能（而且经常）被媒体选择性地用作诱导点击的标题，或被饮食书籍的出版商们用来炒作他们正在推动的风尚。标题必须是激动人心的、警告危险的、承诺立即见效的，或者是有争议的，以吸引人们的注意力。

2. 因为人类对食物（或营养物质，或药物）的反应不尽相同。相比之下，经常用来进行食品实验的大鼠和小鼠大都是相同的。但是在人类身上，相同的饮食、营养或食物会因基因组、微生物群的组成和生活方式上的差异产生不同的结果。这也许是最重要的原因。

3. 科学在发展，新的研究结果必然取代以往的研究结果。这就是进步。

4. 你需要核实是谁赞助或资助了这项研究。可口可乐公司有一个健康研究机构，里面有很多营养师和医生。你会期待由该机构资助的研究会发现碳酸饮料对健康有负面影响吗？

此外，在 20 个人身上做的试验不如在 200 人身上做的可靠。同样，一项被 10 名研究人员引用的研究，也不可能像一项被 400名学者引用的研究那样有说服力。

5. 研究通常涉及的男性多于女性。这不仅忽视了女性对药物和营养物质的反应可能是不同的这一事实，而且对女性的健康可能（并已经）产生破坏性影响。

例如，关于心脏病的研究始终没有充分代表女性，主要基于男性研究的若干结论对女性并不同样适用。从历史上看，这对女性心血管疾病治疗的有效性产生了不利影响[293]。

6. 临床试验分为好几种类型，不同类型的试验结果的可靠性各不相同，这些我们下面就会看到。

你可能已经注意到，我将本书参考文献编写了序号，用来支持书中的主要论点。因此，你可以查看参考文献中的研究细节、显著性水平，以及所涉及的试验类型。

尽管上面谈到了各种互相矛盾的说法，但总是有一些几乎所有专家都认可的饮食和生活方式建议。

临床试验的主要类型

试管研究

药物和营养实验的起点都是在受控的实验室环境下，对细胞或组织进行试管或培养皿实验（"体外"研究＝"玻璃内"研究）。这使得研究人员能够分离出单个分子的作用。例如，姜黄素对细胞的抗炎作用或维生素 D 对癌细胞的作用[294]。

但是，在细胞上起作用的东西，在一个由 37 万亿个细胞组成的生命体上，可能表现出或不表现出相同作用。所以，下一个阶段通常是……

动物实验

幸运的是，越来越多的研究是通过计算机建模完成的。但是，动物实验对一些研究来说是至关重要的。常见的实验对象包括秀丽隐杆线虫、果蝇、小鼠和大鼠。

你会惊讶地看到，秀丽隐杆线虫的神经元、皮肤、肌肉、肠道和其他组织在形式和功能上与人类非常相似，并与人类共享许多基因。两者都有大约 2 万个基因。因此，许多基本的假设都是首先在它们身上进行检验的。考虑到人类的一些行为，你也许不会对我们和大鼠共有大部分基因感到惊讶！

动物实验意味着，研究人员可以再次将单一食物或营养素对受试动物的健康或行为的影响分离出来。当然，适用于小型生物的方法在扩大到人类时可能就不适用了。然而，如果没有动物实验，个体营养素对器官（如心脏或肝脏）的影响的很多结果是不可能得到的。

随机对照试验

这是将参与者随机分配到两个或更多组的临床试验。一组得到药物或营养素的治疗，另一组服用安慰剂，然后对结果进行比较。

金标准是随机、双盲、安慰剂对照试验，研究人员和患者都不知道该分子是在哪一组进行测试的。这就可以消除无意识的偏倚[295]。

例如，有一项研究比较了使用锌或维生素 A 治疗儿童急性呼吸道感染的结果[296]。（结果表明：锌有积极的作用，维生素 A 没有。）

荟萃分析

荟萃分析也称为"研究的研究"。这是一种统计方法，将同一主题的许多不同研究的数据综合起来研究。

例如，一项荟萃分析评估了最佳水平的维生素 K 在治疗骨质疏松、防止动脉硬化、治疗关节炎，以及与其他营养素一起用于预防癌症方面的作用[297]。

队列研究

这是一种临床试验研究，对目前患有某种疾病或有症状的人进行治疗。对他们跟踪一段时间，并与另一组没有接受治疗的人进行比较。存在的一个问题是，其结果可能是由治疗以外的因素造成的。

观察研究

观察研究基本上都是跟踪调查，其中最著名的例子要数马萨诸塞州的弗雷明汉心脏研究（Framingham Heart Study）了。该研究从 1948 年持续到今天，跟踪调查了 5209 名成年人长达 70 多年。

其目的是要了解哪些人会患上心脏病，他们的生活方式与没有患心脏病的人有何不同。到 20 世纪 60 年代，研究已经表明吸烟是导致心血管疾病的一个重要因素。该研究随后指出，高的低密度脂蛋白胆固醇、高血压、缺乏运动、肥胖和无法控制的压力也是患心脏病的因素。

流行病学研究

与观察研究相似，流行病学研究是流行病学家在整个人群中研究疾病，以确定疾病发生的具体方式、时间和地点。其目的是确定哪些因素与疾病相关（风险因素），哪些因素可以保护人们免受疾病的影响（保护因素）。

一个例子是，调查蓝色地带居民的生活方式是如何使他们长寿的。但是，很多观察研究依赖于人们记录他们自己的饮食和锻炼频率，有可能出现误差！

现在，你就会明白为什么会出现那些矛盾的说法了。试管研究可能表明一个成功的结果，但这在动物实验中没有得到证实；或者，动物实验得出了积极的结果，而观察性流行病学研究可能表明，在小鼠身上的结果并不适用于人类。

例如，在日本，绿茶的消费量很高，其乳腺癌和前列腺癌的发病率低于西方国家。但这是相关性关系（变量之间存在关系）还是因果关系（一个导致另一个）？绿茶的高消费可能是两种癌症发病率低的原因之一，但大豆和蔬菜的高摄入量也可能是原因之一。

对营养学研究的解释

那么，我们该如何更好地解释营养研究结果呢？我们应该寻找一致性和影响的大小，即是不是几乎所有的研究都说了同样的事情？结果是否具有统计学意义？

细胞水平的试管实验结果是否已经由动物实验证实，然后由人体试验证实，再由观察研究证实？如果是这样的话，结论很可能是有说服力的。

正是这种结果的一致性，使我们能得出结论：饮食中大量的多酚和黄酮类化合物，以及体育活动、减轻压力和含有可发酵纤维的食物是健康长寿的基石。相比之下，高糖、高脂肪的加工食品会引起炎症，毫无疑问对健康有害。

通过了一致性试验，确认对健康有益的个体营养素包括姜黄素[298]、绿茶、葡萄籽提取物、促进心脏健康的甜菜碱[299]和促进眼睛健康的叶黄素。

有证据表明，奥米伽 –3 对大脑健康的作用比对心脏健康的作用更大，不过哈佛大学公共卫生学院宣布[300]：

"有强有力的证据表明，吃鱼或服用鱼油对心脏和血管有好处。对涉及数十万参与者的 20 项研究进行分析表明，每周吃 1 ~ 2 份约 85 克的多脂鱼，如鲑鱼、鲱鱼、鲭鱼、凤尾鱼或沙丁鱼，可以将死于心脏病的风险降低 36%。"

关键在于：营养物质要组合使用，而不是单独使用

制药业靠的是"灵丹妙药"——针对疾病发展中特定点的单一药物。例如，砷凡纳明（arsphenamine），商品名为撒尔佛散（*Salvarsan*），可以治愈梅毒。制药厂进行临床试验，展示出直接的因果关系，股东们很高兴。

但营养物质的作用并不是这样。它们几乎总是靠互相结合、协同作用，才能产生有益的结果。早在 2004 年，HALE 计划[301]就得出结论，地中海饮食，加上体育活动、适量饮酒和不吸烟，可以使慢性疾病的发生减少近 70%。

《循环》(*Circulation*) 杂志后来的一项研究发现，在地中海饮食中，依赖食用鱼类、水果和蔬菜之间的协同作用，才能显著降低血栓的风险。

胆固醇的研究引起的混乱

多年来，我们一直认为胆固醇是一个超级坏蛋。事实如下。

胆固醇几乎是人体所有细胞壁的构成物质——你需要它。它是许多维生素和激素的重要成分。大约80%的胆固醇是人体自身产生的，而20%的胆固醇来自饮食。当你吃含胆固醇的食物时，你的身体内部补偿会相应减少。

脂蛋白——与血液中的蛋白质结合的脂肪（脂质）——将胆固醇输送到全身各处，几乎每个细胞都用它来构建细胞壁。有些是高密度脂蛋白（HDL），有些是低密度脂蛋白（LDL）。

有害的是LDL胆固醇，尤其是氧化的LDL胆固醇。它允许脂质吸附在血管壁上，导致斑块的形成。进而斑块硬化，使动脉狭窄或阻塞动脉，可能导致心脏病发作或中风。

相反，如果肝脏产生大量的HDL，那么脂质就可以安全地运输。这意味着总胆固醇并不是心脏健康的可靠标志——但HDL与LDL的比例才是。

一种更好的指标叫作载脂蛋白B（apolipoprotein B，ApoB），它能显示血液中循环的含胆固醇颗粒的数量，比绝对胆固醇水平更能准确地反映其对动脉的威胁。但是，并不是每个医生都会为你做此项检查。麦吉尔大学（McGill University）的心脏病专家艾伦·斯奈德曼（Allan Sniderman）认为，医生应该给病人做这个检查，因为他们不知道ApoB结果"可能会危及生命"。

将所有的脂肪都归类于坏脂肪

这是对脂肪的肤浅看法。

单不饱和脂肪主要来自橄榄油、花生油、鳄梨、一些坚果和菜籽（油菜籽）油。在所有脂肪中，橄榄油对健康的益处最为明显。

奥米伽 –3 是一种存在于鱼油和亚麻子中的多不饱和脂肪酸。它具有抗炎作用，是一种非常健康的脂肪。根据《哈佛健康》（*Harvard Health*）杂志最新报道，奥米伽 –3 脂肪酸可能有助于预防甚至治疗心脏病和中风。奥米伽 –3 除了降低血压，提高 HDL，还有助于降低甘油三酯（血脂）水平 [302]。

2015 年的一项大规模研究表明，奥米伽 –3 甚至对大脑的健康功能也很重要 [303]。

多不饱和脂肪是饮食中必不可少的，因为人体需要它们，但不能制造它们。奥米伽 –6 多不饱和脂肪食物包括坚果和种子、红花（safflower）籽油、葵花籽油和鸡蛋。

过去，人们认为奥米伽 –6 脂肪酸会促进炎症，但美国心脏协会一份由 9 名独立研究人员撰写的报告证实，数十项研究的数据表明，食用奥米伽 –6 脂肪酸对心血管的益处与奥米伽 –3 一样 [304]。

然而，大多数人摄入的奥米伽 –6 脂肪远远多于奥米伽 –3。建议饮食中减少奥米伽 –6，增加奥米伽 –3，以达到更好的平衡。

存在于加工或油炸食品中的反式脂肪或氢化脂肪，对人体无疑有害。

饱和脂肪来自肉类和乳制品，直到前不久，在营养物质中一直扮演着反派角色。

2019 年发表的一项涵盖 34.7 万人的 21 项研究的荟萃分析得出结论，称没有足够的证据表明饱和脂肪会增加患心脏病的风险。这使得饱和脂肪酸的作用在学术界引起了争议。由于食用脂肪不会增加胰岛素水平，而高胰岛素水平会增加心血管及其他疾病的风险。因此，在饮食中添加一些饱和脂肪可能并非不健康。然而，更安全的结论是，尽可能用多不饱和脂肪（例如奥米伽 –3 油脂）取代饱和脂肪，能够减少心脏病的风险，因为多不饱和脂肪对心脏有保护作用。

橄榄油是最健康的脂肪

那么，这些令人感到混乱的证明给我们留下了什么印象？橄榄油无疑是最大的赢家。

橄榄油含有大量的多酚。买高质量的特级初榨橄榄油真的是物有所值。因为它是冷榨的，含有更多的多酚。至少在一项大规模（7500 人）的 PREDIMED 研究结果中，这些多酚显示了部分作用。该研究评估了两组心脏病高风险人群。

一组采用低脂饮食，建议避免肉类、橄榄油、坚果和乳制品（除非是低脂乳制品）。第二组采用的是地中海饮食，特点是大量摄入全谷物、豆类、蔬菜、坚果和水果、鱼、家禽和乳制品（通常是奶酪和酸奶）、葡萄酒和橄榄油。他们的食物中包括大量用橄榄油烹制的大蒜、洋葱和番茄。这种饮食中膳食纤维含量也很高。

采用地中海饮食的那一组又分为两个小组。研究人员要求其中一组的人每周多用一瓶橄榄油来烹饪食物，要求另一组的人每周多食用坚果。

该试验持续了四年多，最后停止了——因为结果已经非常清楚，如果再继续下去就不符合伦理了。地中海饮食组的心脏病发作、中风和乳腺癌的发病率要低 30%。他们的胆固醇水平和血压也较低[305]。他们甚至还降低了平均腰围，这表明他们减掉了一些内脏（腹部）的脂肪。

对橄榄油的进一步研究（结果公布在英国国家服务医疗体系网站上）表明，橄榄油不仅具有抗氧化剂和减少炎症的保健作用，而且它还可能关闭导致动脉和血管炎症的基因[306]。

"坏脂肪"的信息催生了坏的食物——糖的诅咒

几年前，对饱和脂肪的研究催生了一系列低热量食物。问题是，它们使超市货架上摆满了低营养产品。这些食品被巧妙地添加了糖、精制碳水化合物和添加剂，以弥补去除或降低脂肪含量后失去的口感。

令人惊讶的是，74% 的包装食品都含有糖！面包、汤汁、酱汁、番茄酱、香肠、罐装豆子、千层面、调味酸奶、早餐麦片里都有糖。糖分是甜食、果酱和软饮料的最主要成分。

更糟糕的是，生产商狡猾地将不同种类的糖分别列在标签上。食品标签上列出的糖实际上有 61 种不同的名称！包括果糖、蔗糖、葡萄糖、龙舌兰、玉米糖浆、麦芽糖、右旋糖、大麦麦芽、大米糖浆、乳糖。当然，如果生产厂商诚实，成分就直接标为"糖"。

因此，我们现在吃的糖是 100 年前的 20 倍。正如我们前面看到的，在美国成人平均糖消费量高达 26 千克，在英国是 21 千克。

如果你追踪低脂（但高糖）食物的增加与肥胖的增加之间的关系，你会发现它们的趋势几乎是一样的。

几位前沿的神经学家对糖摄入量的增加和阿尔茨海默病的相应增加做了同样的观察。2016 年的一项动物研究表明，高糖水平会导致大脑炎症，而炎症与阿尔茨海默病密切相关 [307]。

从 1970 年到 2005 年，美国人和英国人的饮食中平均每天不知不觉地增加了 4 茶匙糖的摄入，也就是 76 卡的热量。这听起来并不多，但是，有因必有果。一年下来，就会增加 4 千克的体重，而且是每年啊！更糟糕的是，过量的糖摄入似乎会首先增加内脏（腹部）脂肪，导致最危险的体型——"苹果型肥胖"。

正如耶鲁大学公共卫生学院的流行病学教授拉斐尔·佩雷斯 –埃斯卡米拉（Rafael Perez-Escamilla）所指出的：

"如果通过增加高糖或碳水化合物来弥补低脂肪，这只会增加肥胖、糖尿病和冠心病的风险。"

糖的摄入和心脏病风险的增加有直接关系。糖会抑制一种分解甘油三酯（血液中的脂肪）的酶，并降低具有保护作用的高 HDL 胆固醇的水平。

最愚蠢的是，由纳税人补贴美国的玉米糖／糖浆和欧洲的甜菜糖的生产，然后通过医保支付糖尿病和阿尔茨海默病的治疗费用。

有关本章开篇提到的矛盾观点的事实

咖啡对人体是有益处的

迄今为止，关于咖啡的最大规模研究报告发表于 2019 年，覆盖了美国、亚洲和欧洲的 380 万人。研究发现，无论年龄大小，每天喝 3.5 杯咖啡的人"全因死亡"风险最低，每天喝 2.5 杯咖啡的人患心血管疾病的风险最低，对癌症死亡率没有影响。所以，每天喝 2 ~ 4 杯或更少的咖啡是安全的，而且可能对心脏有益[308]。

这似乎有点令人费解，因为咖啡因确实在一开始会使血压有短期上升，但似乎很快就会降下来。

鸡蛋是健康食品

鸡蛋是物美价廉的优质蛋白质的极佳来源。鸡蛋中超过一半的蛋白质（约 6 克）存在于蛋清中。鸡蛋也富含硒、维生素 B_6、维生素 B_{12}、维生素 D、叶黄素和玉米黄素，还含有锌、铁和铜等矿物质。

我们已经看到，人体在肝脏中自己生产胆固醇，并通过减少体内产生的胆固醇来适应饮食中增加的胆固醇。因此，关于吃鸡蛋会提高胆固醇水平的担忧现在被证明是错误的。事实上，研究表明，平均每天吃 1 ~ 2 个鸡蛋可以增加 HDL（好的）胆固醇。

对于糖耐量受损的糖尿病前期患者或确诊的糖尿病患者，发表在《英国营养学杂志》（*British Journal of Nutrition*）上的一项研究结论值得注意："高蛋白、限制能量的饮食和高胆固醇的鸡蛋，改善了 2 型糖尿病患者的血糖、血脂谱、血压和 ApoB。"ApoB 是"坏"胆固醇 LDL 中的主要蛋白质。

没有证据表明平均每天吃一个鸡蛋的人患心脏病、中风或其他心血管疾病的概率更高。

黄油还……不错，只是要适量

黄油含有 63% 的饱和脂肪，26% 的单不饱和脂肪和 4% 的多不饱和脂肪。它也是丁酸盐的来源，正如我们所看到的，丁酸盐有益于肠道健康和抗炎。

最近，由英国心脏基金会、剑桥国家健康研究所和加拿大健康研究所等机构资助的两项荟萃分析发现，饱和脂肪的摄入与死亡率或心脏病风险升高之间并没有可以证实的统计学关联[309]。

然而，未经证实并不等于没有联系，而且黄油是高热量的食物，最好适量食用。同时佐以对心脏病不仅没有影响，而且对心脏健康有益的脂肪，比如橄榄油和奥米伽 –3 油脂。

黄油在高温烹饪中很有用，因为它不容易氧化，并且有很高的"烟点"。这有助于防止烹饪时有害自由基的堆积。鳄梨油也有同样的好处。

关于酒精的利弊，还是没有定论

酒精起作用很快。咽下第一口后 30 秒，酒精迅速作用于大脑。神经递质的作用速度没有那么快，于是就减慢你的反应速度并改变你的情绪。

毫无疑问，过量饮酒，即每天超过 3 个酒精单位（英国 1 个酒精单位为 10 毫升纯酒精）对人体是有害的。但是，如果在社交场合适量饮酒，而且是葡萄酒呢？

2015 年报道了一项创新性研究的结果。研究人员将 224 名通常不饮酒的糖尿病患者随机分配用 150 毫升矿泉水、白葡萄酒或红酒佐餐，进行了为期 2 年的观察。所有的组都采用没有热量限制的地中海饮食。2 年后，3 个小组在血压、肥胖（体脂）、肝功能或生活质量方面没有发现实质性差异[310]。

结论就是：

"在控制良好的糖尿病患者中，作为健康饮食的一部分，适量饮酒，尤其是红酒，显然是安全的，并能适度降低心血管代谢的风险。"

当然，这些都是糖尿病患者。适度饮酒对非糖尿病患者有益吗？不幸的是，结果并不一致。

《循环》（*Circulation*）杂志的一篇综述指出："大量证据表明，饮用低至中等水平的红酒对心脏有好处。[311]"

与之相反，发表在《柳叶刀》（*Lancet*）上的一项荟萃研究得出结论，即使少量饮酒也会增加患癌症和过早死亡的风险：

"我们发现，全因死亡的风险，特别是癌症的风险，随着酒精摄入水平的增加而上升，而将健康损失降到最低的摄入水平为零。[312]"

在中国，一项历时 4 年针对 51.2 万成年人的大型研究报告称：

"饮酒普遍增加高血压和中风的风险，本项研究还显示对心肌梗死（心脏病发作风险）风险的净影响很小。"

然而，参加试验的人员主要是男性，喝的主要是烈酒而不是葡萄酒。而且，该研究暗示的是，酒精如何影响基因是有差异的，这有助于解释为什么众多研究得出了相互矛盾的结果。

就我个人而言，我不愿意想象没有偶尔来一杯红酒的生活，但我意识到酒精有如下影响：

- 影响睡眠。你的身体整晚都在处理酒精，一旦酒精作用消失，你也不能获得良好的、身体需要得到恢复的快速动眼睡眠（REM sleep）。你可能还会醒来去趟洗手间。
- 酒精影响免疫系统。你的身体不能像正常情况下那样制造足够多的白细胞来对抗病菌。
- 酒精会干扰胰脏产生胰岛素。对于酗酒者来说，酒精会损害胰脏和肝脏，从而导致脂肪肝和糖尿病。
- 酒精会导致 DNA 损伤，这就是为什么经常有研究显示酒精摄入增加了癌症风险。在少量饮酒者中，这一增长幅度很小，但随着酒精摄入量的增加，这一增长幅度就很大了。
- 长期过多饮酒会使大脑萎缩，影响思考、学习和记忆能力。

如果让我下判决，我会说：远离烈酒。如果你想喝酒，限制自己只喝一杯（女性）或最多两杯（男性），主要是喝红酒，当然也不能每天都喝。

为什么强调喝红酒？因为当葡萄被压榨成红葡萄酒的时候，葡萄皮被保存在大桶里。而在酿制白葡萄酒的时候，葡萄皮就被剥掉了。由于许多有益的多酚存在于葡萄皮中，红酒中多酚的含量是白葡萄酒的 10 倍。

我还认为，与不喝葡萄酒相比，喝适量葡萄酒更有益处。因为有一些证据表明，我们的肠道微生物不仅喜欢黑巧克力，它们也"喜欢"红酒！

一项西班牙的小型研究表明[313]，饮用红酒可以积极地改变肠道微生物谱，"这表明在饮食中加入红酒多酚可能对益生元有益"。

最后一点，红酒中确实含有白藜芦醇，它对健康有很多益处。但也可以从葡萄、葡萄籽、蓝莓、黑巧克力、开心果和花生中获得白藜芦醇。

此外，约翰斯·霍普金斯大学医学院的科学家们指出，在验证白藜芦醇的可能益处的动物实验中，其白藜芦醇的含量远远高于人们在食物、葡萄酒甚至大多数补充剂中摄入的白藜芦醇。

维生素补充剂——这取决于里面含有什么

在英国，大约 38% 的成年人服用复合维生素补充剂，在美国这个比例超过 50%。一些医生支持服用复合维生素补充剂，认为它们是一种健康"保险"，而一些医生则认为它们只是在浪费钱，只会产生"昂贵的尿液"。

孰是孰非？

医生们并不总是最新建议的最佳来源，因为在五年的医学学位课程中，花在营养学课程上的时间通常只有几个小时。事实上，哈佛大学的丹尼尔·利伯曼（Daniel Lieberman）公开表示：

"医生可能在就读医学院期间没有接受过任何营养方面的训练。"

2019 年发表在《柳叶刀》（Lancet）上的一篇关于医生营养学培训的综合评论总结道：

"无论在哪个国家、什么背景，或医学教育学制的长短，营养学均未充分纳入医学教育的内容。

"营养学教育的缺失影响了学生在知识、技能和信心方面将营养护理落实到对病人的护理中去。[314]"

那么，认为高收入国家的人们可以从食物中获得足够营养，因而应当停止把钱浪费在营养素补充剂上的建议是从哪里来的呢？

该建议一个可信的来源是美国《内科医学年鉴》（Annals of Internal Medicine）2013 年的一篇社论，这篇社论得到了媒体的大量报道。但是媒体并没有注意到随后哈佛医学院梅尔·斯坦佛

（Meir Stamfer）教授的反驳，他对 "如此糟糕的一篇论文竟然发表在一本著名的期刊上" 感到惊讶。[引语摘录自比尔·布莱森（Bill Bryson）极具娱乐性的著作《人体简史》（*The Body*）。]

所以，不要只问医生，让我们看看证据。

研究的结果

医生健康研究项目 Ⅱ（Physicians' Health Study Ⅱ）是已经完成的关于复合维生素 / 矿物质补充剂效用的两个大型研究项目之一。该项目中，一大批年龄在 55 岁以上的男性医生（2.2 万人）服用复合维生素或安慰剂，历时超过 10 年[315]。

研究结果好坏参半，癌症和白内障的发病率略有下降，但对心血管疾病或精神功能衰退没有保护作用。这一发现得到了 2013 年发表的另一项研究的支持[316]。

在一项名为 "补充维生素和抗氧化剂 / 矿物质"（Supplémentation en Vitamines et Minéraux Antioxydants）的法国研究中，研究人员随机分配 13017 名成年人每天服用安慰剂或服用含有适量维生素 C（120 毫克）、维生素 E（30 毫克）、β-胡萝卜素（6 毫克）、硒（100 毫克）和锌（20 毫克）的补充剂。

服用 7 年后，上述补充剂降低了男性的总癌症发病率和全因死亡率，但女性却没有。但是，这些补充剂对心血管疾病也未能提供保护。

在一项名为 "年龄相关性眼病研究"（Age-Related Eye Disease Study, AREDS）中，所有 3640 名受试者都有不同程度的老年性黄斑变性（age-related macular degeneration, AMD）。他们被随机分配每日接受安慰剂或含有高剂量维生素 C（500 毫克）、维生素 E（400IU）、β-胡萝卜素（15 毫克）、锌（80 毫克）和铜（2 毫克）的补充剂。

在平均 6.3 年的随访期间，这些补充剂显著降低了发展为晚期老年性黄斑变性的风险，并减缓了视力减退[317]。

尽管这些研究和其他研究都表明服用复合维生素是安全的，但是，除了非常正面的 AREDS 眼病研究，它们并不能提供有力的支持。

然而，如果你已经在前面的章节中跟踪了食物和营养剂的证据，你不会对此感到惊讶。

预防心脏病、癌症和痴呆，延长你的健康寿命，需要的远不止一种简单的维生素药片，甚或维生素加矿物质。正如我们已经讨论过的，它还应该包括多酚、类胡萝卜素、奥米伽 –3、甜菜碱和辅酶 Q10 等营养素。

一般的维生素和矿物质补充剂只提供一个基准，其产品是根据价格制定的。我参加过一个会议，有团队来自一个非常著名的国际维生素和矿物质品牌。当被要求在产品中加入多酚混合物时，他们拒绝了，说："这样做可能更好，但也意味着价格要上涨，我们需要尽可能地保持 ×× 的价格尽可能低。"

食物的营养价值已经下降了

唐纳德·戴维斯和来自得克萨斯大学的研究人员在《美国营养学院杂志》（*Journal of the American College of Nutrition*）上发表了一篇关于 43 种不同蔬菜和水果营养价值的研究。研究覆盖了从 1950 年到 1999 年的 50 年。他们发现，在这段时间里，那些蔬菜和水果中的蛋白质、钙、磷、铁、核黄素（维生素 B_2）和维生素 C 的含量出现了"明显下降"。

戴维斯和他的同事们解释说，这种下降是由于农业生产以牺牲营养为代价，专注于提高作物的产量、生长速度和抗虫害能力而造成的。这份报告说：

"培育高产、抗虫害和适应气候的新品种作物，这些努力使作物长得更大、更快，但它们制造或摄取养分的能力没有跟上它们的快速生长。"

结合库什研究所、世界观察研究所、《英国食品杂志》（*British Food Journal*）的研究报告和《新科学家》（*New Scientist*）杂志最近的一份报告，食品中的营养成分下降情况大致如下：

维生素 A ↓ 21%　　维生素 B_2 ↓ 38%　　　维生素 C ↓ 30%

　　铁 ↓ 37%　　　　　镁 ↓ 30%　　　　　　锌 ↓ 28%

维生素 B_6 和维生素 E 的含量也有所下降。

这一趋势也适用于动物产品。与集约化养殖相比，牧场饲养的动物的肉、蛋和乳制品含有更高的维生素 A、维生素 D、维生素 E 和 β – 胡萝卜素，它们奥米伽 –3 和奥米伽 –6 脂肪酸的比例也更好。

然而，并不是所有科学家都认为食品的营养价值下降了，2017 年《科学文献索引》（*Science Direct*）数据库上的一份报告对这一证据提出了质疑[318]。

不可否认的是，农作物的育种者试图让他们的作物更美味可口——例如，增加胡萝卜的甜味，减少羽衣甘蓝的苦味。但是，这样做的同时也牺牲了一些营养价值。

化学农药使用的增加会减少植物对矿物质的吸收，使农作物营养降低的问题变得更加严重。此外，过去人们在种植地附近食用和消费农作物，不需要将作物运输到很远的地方，现在却要长途运输。水果通常还没成熟（即在它们达到完全的营养价值之前）就采摘了，以便增加它们的储存时间。

结论是什么？现在食物的营养价值可能低于 50 年前。

乳制品是抗炎的，尤其是对糖尿病患者

我们已经一次又一次地看到，炎症是衰老和年龄相关性疾病的主要因素。一些报道称，乳制品会引起炎症，因为它含有相对较高的饱和脂肪。但真的是这样吗？

2017 年，一项对此前 52 项临床试验的系统综述调查了食用乳制品对几十种已知炎症标志物的影响，即摄入乳制品是否会在体内产生炎症？

这项荟萃调查清楚地表明，乳制品对人类（除了那些对牛奶过敏的人）具有抗炎活性：

"我们的研究表明，乳制品，特别是发酵乳制品，对没有牛奶过敏的人，尤其是代谢紊乱的人，具有抗炎特性。[319]"

该项研究不是由乳品行业资助的。

他们最终的评论很有意思：乳制品似乎对包括糖尿病在内的代谢紊乱患者有特别积极的抗炎作用。

如果你有乳糖不耐症，你可能会意识到这个问题，要避免食用乳制品。但是对大多数人来说，乳制品，特别是低脂乳制品，以及像酸奶和"真正的"奶酪这样的发酵乳制品，可以被认为是饮食中值得肯定的部分。

美国世界癌症研究所对这些研究进行了持续监测，并于 2020 年指出："有证据表明，乳制品可能会降低绝经前妇女患结直肠癌和乳腺癌的风险。"

乳制品是维生素 D、钙、镁和蛋白质的良好来源。当然，其他食物也同样提供这些营养，因此，虽然乳制品可能很有益处，但它们对于大多数人来说却不是必需品。

奶酪呢？奶酪是一种发酵的乳制品。传统的奶酪，如斯提尔顿奶酪、马苏里拉奶酪、切达奶酪、古老也奶酪、埃曼塔奶酪、罗克

福奶酪、戈贡左拉奶酪和卡蒙贝尔干酪，都含有有益的微生物。所以，它们可以改善人体微生物群的多样性，这是一个重要的健康标志。当然，既然奶酪是动物脂肪，适量食用是明智的。

还要注意的是，加工过的奶酪（比如奶酪片、三角形软奶酪、红蜡圆形奶酪等）是少量真正奶酪和其他高脂肪乳制品的混合物，它们的味道和质地都很好，但营养价值很低。

塔夫茨大学营养免疫学实验室的西敏·美丹妮（Simin Meydani）博士的建议似乎是一个合理的结论：

"过量食用全脂乳制品或含糖乳制品会导致体重增加——而肥胖本身就与慢性炎症有关。控制体重对于减少炎症很重要，坚持选择低脂乳制品可以帮助控制体重和减少炎症。"

偶尔食用天然肉类是无害的，但要避免食用加工肉类

有证据表明，如果您不是因为动物福利或地球友好的理由而不继续做杂食者，并且认为吃肉没有健康问题，又该怎么做呢？偶尔食用未经加工的天然肉类对健康有益无害。

哈佛医学院营养系主任弗兰克·胡（Frank Hu）博士在2020年的一篇文章中说：

"大量证据表明，红肉和加工肉类的高摄入量与心脏病、癌症、糖尿病和过早死亡等的高风险之间有着明显的联系。

"有证据表明，摄入肉类较少的人的健康风险较低。一个普遍的建议是，人们应该坚持每周食肉不超过 2 ~ 3 份。要把红肉看作一种奢侈品，而不是主食。"

至于加工过的肉制品，美国癌症研究所证实，加工过的肉制品与心脏病和癌症，尤其是结直肠癌和前列腺癌的高风险有更紧密的关联。

胡博士文章的关键词是"高摄入量"。我的建议是：红肉（牛

肉、猪肉和羊肉）每周吃一次以上就属于"高摄入量"。这也是MIND 饮食法的建议（见本书第十七章），MIND 饮食法旨在降低患痴呆症的风险。至于加工过的肉类，如香肠、火腿、培根、萨拉米和熏肉，干脆不吃它们会更安全。

红肉中没有不能从家禽、鱼、蛋、坚果，或从精心计划的植物性膳食中获得的营养。你也可以实施精心计划的植物性膳食。

另一个要考虑的因素是，肉类和鱼类在煎炸、烧烤或炭烤时经常使用非常高的温度烹饪，这就产生了化合物杂环胺类（heterocyclic amines，HCAs）和多环芳烃（polycyclic aromatic hydrocarbons，PAHs）。这两种化合物都与结直肠癌有关。

当肉类在明火上高温烹饪时，这种风险就会加大，导致脂肪掉在炽热的火上，形成火焰。这些火焰含有有害的多环芳烃，会附着在食物表面。所以，"火焰烧烤"应该被视为一种警示，而不是一个很好的广告语！

烧烤的时候，如果将食品用香料腌制，产生的杂环胺类似乎会少一些。

肉类、牛奶和鸡蛋是维生素 B_{12} 的主要天然食物来源。维生素 B_{12} 对于保持身体神经和血细胞健康，以及帮助 DNA 的产生至关重要。

缺乏维生素 B_{12} 会表现为疲劳。维生素 B_{12} 一般不存在于植物食物中，但纯素食主义者可以从营养酵母和强化谷物，或补充剂中获得。

关于 HDL 胆固醇的争论——什么是最好的胆固醇

英国心脏基金会指出："一般来说，LDL 和非 HDL 越低越好，HDL 越高越好。"

　　人体血液中的胆固醇是以毫克每分升（mg/dL）或毫摩尔每升（mmol/L）为单位测量的。一般公认理想的 HDL 胆固醇水平是男性高于 40mg/dL，女性高于 50mg/dL，即分别高于 1.0 和 1.2mmol/L。

　　尽管阿尔伯特·爱因斯坦医学院的研究人员提出，HDL 水平高是长寿的标志，但其他研究人员并不那么确定。华盛顿大学医学院 2016 年的一项研究得出结论："中等水平的 HDL 胆固醇可能会延长寿命。"欧洲心脏病学会 2018 年基于 6000 人的一份研究报告表明，HDL 胆固醇为 41 ~ 60mg/dL（1.1 ~ 1.5mmol/L）的人心脏病发作或因心血管疾病死亡的风险最低。

　　我们的网站链接了一份可打印的不同年龄医学检查表（acceleratedlearning.com/delay-ageing），包括 HDL、LDL 和总胆固醇标志物，你可以在血液测试中要求检测这些项目。

第二十章　气候危机、生物多样性的丧失和饮食伦理

我们对食物的选择塑造了我们的世界。

这本书是关于延缓衰老的，旨在延缓和预防年龄相关性疾病。但是，如果生活在一个环境被破坏的世界里，寿命再长、身体再健康又有什么意义？

虽然健康研究指出，应当以植物为主要的饮食。但证据也表明，吃鱼和偶尔吃肉也是健康长寿饮食的一部分。

对于那些素食者或纯素食主义者——包括我的两个年轻的孩子——他们的食物选择已经对地球很友好了。如果您不是因为动物福利或地球友好的理由而不继续做杂食者，并且认为吃肉没有健康问题，又该怎么做呢？

我的建议如下：

选择有机水果和蔬菜，特别是在《12 种果蔬农药残留表》中的果蔬中要选择有机产品。

农药残留并不是考虑食用有机产品的唯一原因。其他的原因还包括常规的、高密集度的农业生产对环境的有害影响越来越大，以

及有机作物通常具有更高的营养价值这些事实。

2014 年，英国纽卡斯尔大学回顾了 343 项农产品研究，发现常规种植作物中的农药残留量是有机种植作物的 4 倍。同一项研究得出的结论是，有机作物的抗氧化水平明显高于非有机作物。

为什么会这样？因为不喷洒农药的植物会产生更强的防御能力，所以它们具有更高的抗氧化水平。

正如我们所见，这种防御主要以黄酮类化合物和多酚的形式存在。因此，纽卡斯尔大学的研究估计，改为食用有机水果、蔬菜和谷物可以提供额外的抗氧化剂，相当于每天多吃 1 ~ 2 份水果和蔬菜。

减少食肉。令人震惊的事实是，超过 70% 的农业用地被用于饲养动物以提供肉食或乳制品，或者用于种植饲养这些动物的饲料[320]。

如果我们简单地将肉类消费量减少一半，或理想情况下减少三分之二，我们将更健康，地球也会更健康。现在，有很多美味和容易获得的素食和纯素食来替代肉类，这就容易多了。

肉类和乳制品平均只提供我们 18% 的热量和 37% 的蛋白质，却产生 60% 的农业温室气体排放[321]。

包括我在内的杂食者都无法回避这样的结论，即通常来说，最好是去掉动物这个中间环节，直接从植物中获取大部分蛋白质。

出于同样的原因，少喝牛奶。现在市面上有很多牛奶替代品，这就容易多了。我经常把牛奶和大豆、燕麦，或豌豆蛋白牛奶混合在一起做成麦片。这是一种减少一半牛奶消费量的简单方法。

选择对环境负面影响小的肉类。牛肉是最糟糕的，因为通常需要 7 ~ 8 千克饲料才能生产出 1 千克牛肉；其次是猪肉——饲料与肉的比例是 3 ：1；然后是羊肉；散养鸡的比例是 2 ：1，它们造成的环境破坏或动物福利问题可能最小。

然而，我可以理解纯素食主义者的观点：当最终产品是死去的动物时，你很难再谈论动物福利。集约化养鸡应该被认为是不合法的——不仅是为了动物福利，也是为了防止一场可能比COVID-19还要严重的疾病大流行。

这不是危言耸听。早在2005年，联合国就警告说，集中动物饲养作业（concentrated animal feeding operations，CAFOs）或工厂化农场和野生动物"湿货"市场（wildlife 'wet' markets）有引发流行病的危险。许多国家的大型养鸡场将数百万只鸡密集地、不卫生地挤在一起饲养，可能会造成疾病。

美国疾病控制与预防中心估计，如果H7N9病毒发生突变，变得容易在人与人之间传播，人类死亡率可能在7%～10%。

2020年全球COVID-19死亡率约为2.7%。

2017年，斯克利普斯研究所的罗伯特·弗里斯（Robert Vries）和他的同事们计算出，只要有三个突变，H7N9就会转为在人与人之间传播。这对我们的健康和经济具有很大风险，不能允许这样的事情发生。

有机肉类是"金标准"，它更具可持续性，对环境的影响更小，而且不经常使用抗生素。

养鱼也会对环境造成不利影响，但饲料／蛋白质比例更可持续（通常为1∶1）。远在公海的大型渔场正在成为流行趋势，造成的污染也少得多。

如果你能负担得起的话，在食物上多花点儿钱。廉价食品的代价很高。西方大部分地区的农业工业化已经将农业从小型化、多样化、独立经营的家庭农场转变为大型、专业化的农业综合企业，主要种植单一作物。这带来了巨大的风险。

虽然粮食生产率有所提高，但其长期代价是土壤侵蚀，农药、化肥和杀虫剂的污染，以及传粉昆虫数量的减少。其结果是，食品的真正成本并没有反映在超市货架上——它只是延续给了后代。

那么，我们能做些什么呢？

- 少吃动物蛋白。如果条件允许，尽量买有机食品。
- 如果有条件，自己种植一些水果、蔬菜和蘑菇。即便在小到 2 米 ×2 米的地块上，或者在窗台的花盆中都可以做到。
- 对于自己不能种植的水果和蔬菜，买更多的本地产品，吃更多的季节性食品。这样可以减少运输里程。如果可以的话，购买有机食品。
- 拒绝超市量大优惠销售，那是在鼓励浪费食物。也可以在旺季买便宜的东西然后冷藏起来。
- 抵制廉价的高脂肪 / 高糖的现成食品。制造商们很清楚，这些食品会使人上瘾。但他们的责任只是为股东赚钱，而不是保护你的健康。

这样，你在金钱上的花费可能会更多，但在健康方面的花费会更少，而且，这些变化对环境和野生动物都是友好的。

面对 COVID-19 大流行的直接威胁，人们在生活方式上做出了非凡的、困难的和代价高昂的改变。而气候变暖的威胁虽然不是那么直接，但它也是真实存在的。

那么，如果我们有这个意愿，希望这一经历能让人们和社会看到，可以为更美好的未来做出重大改变，这难道很过分吗？

正如甘地（Gandhi）所说：

"想要改变世界，必须先改变自己。"

第二十一章　医疗保健的美好新世界到来了吗

最后，我想读者们可能想了解一下当前医疗保健领域的一些研究进展——有些很有趣，有些很另类，有些意义重大。

开发中的产品和设备

浴室镜子：当你起床时，朝浴室镜子上呼出一口气，它就会分析你呼吸中的氧气水平和疾病的早期征兆。然后它会分析你的面部特征，从中寻找反映你精神状态的线索[322]。但是，这也许是新的一天开始给你的坏消息？

浴室的体重秤：它不仅能显示你体重指数（BMI），还能显示你的体脂率。

一种马桶座圈：它可以通过自动文本向用户及其保健医生发出警告，提醒他们有充血性心力衰竭的风险[323]。

特殊马桶：通过分析人类排泄物来报告微生物组失衡、尿路感染，以及糖尿病、感染、肾病和癌症的指标[324]。

医疗语音应用程序：亚莉克莎（Alexa）医生现在能听到你的声音吗？ Alexa（或 Cordana，或 Siri）的一个版本能分析你的语音模式，得知你的压力情况甚至是认知下降的早期迹象。难怪谷歌公司要收购移动电子医疗公司 Fitbit。目前有超过 37 家初创公司在开发医疗语音应用程序。（译者注：Alexa、Cordana、Siri 分别是亚马逊、微软和苹果公司的语音助手。）

可佩戴的胸带：它可以记录心电图结果，然后直接发送给你的医生[325]。

可穿戴健康设备：这些设备不仅能监测心率、血压、呼吸频率，还能监测血氧饱和度、血糖、皮肤排汗和体温[325]。甚至有可以监测酒精水平的可穿戴设备！

蓝牙牙刷：这种牙刷带有传感器，可以监控你的刷牙技术和效果，并可以将数据发送到你的智能手机，甚至发送给你的牙医[326]。

一种吊坠：可以在患者跌倒时向护理人员发出警报。

智能手机的营养扫描程序：可以扫描任何食物，并告知你其营养价值。

智能冰箱：它会在食物变质的时候提醒你，食品储备不足的时候可以自动订购，甚至根据里面食物的成分提出营养均衡的饮食建议，从而符合你的活动水平和减肥目标[322]。

棕色脂肪移植：一家公司计划提供棕色脂肪细胞移植。人们年轻时拥有很多棕色脂肪细胞，用来燃烧血液中的脂肪和糖分，而不是将它们储存起来。理论上讲，通过移植棕色脂肪细胞，新陈代谢会增加，体重会减少。

干细胞移植：同一家公司（AgeX Technologies）由迈克尔·韦斯特（Michael West）博士创立，他的团队最先发现了端粒酶。该公司正在利用多能干细胞，即能够自我复制，可以变成任何类型细胞的干细胞，来延缓人类衰老和治疗年龄相关性神经系统变性疾病[327]。

量子物理与健康

因为许多细胞过程发生在纳米水平（原子和亚原子粒子），预计在未来的十年，量子技术将开始对医疗保健产生重大影响。

例如，科学家们借助一种称为生物条形码分析的方法，就可以使用无害的金纳米粒子检测血液中的生物标志物。通过磁共振成像（MRI）技术可以看到它们，它们具有独特的量子特性，可以附着在抗击疾病的细胞上。

约克大学和其他地区的研究人员正在对这些金纳米粒子进行实验，这些金纳米颗粒在被引入人体之前被包裹在抗原（与抗体结合的物质）中，它们被设计用来在体内附着在癌细胞上。

然后，患者在一台MRI机器中接受治疗，通过触发粒子来加热并摧毁癌细胞。当机器关闭后，这些颗粒冷却下来，并从身体中排出，不会对患者造成伤害。

虽然这项技术处于相对早期的阶段，但它可能有助于解决目前化疗的毒性问题。传统的抗癌药物不能很好地区分癌细胞和正常细胞，导致令人痛苦的副作用，这极大地限制了可使用药物的最大剂量。

从疾病护理走向健康护理

上述发展有些已经出现，有些在未来几年才会出现。虽然我只是列出了一些有趣的，让你轻松一下，但它们确实在预示着一个新的、严肃的方向：从目前主要是被动的"疾病护理"服务走向主动的健康护理服务。

现在，医院和诊所的专用监控设备正在转移到你的智能手机上。应用程序正在创建数据，以便及早提醒患者及其医疗保健专业人员采取预防措施，这是积极的。

通过智能手机监测和给药

包括智能手机在内的可穿戴式活动追踪器已经可以追踪心率、运动、步数和睡眠。如果它们有一个内部陀螺仪，就可以感知你是否已经坐得太久，并自动发送信息给你，让你站起来走走。他们还能测量你的血压和一些关键的生化指标。

对于糖尿病前期患者来说，这是一个突破，因为高血压、高胆固醇和多余的身体脂肪在基质中都是相互联系的。

对于有些人来讲，我担心会出现一群"上网自诊狂"！

目前，这些可穿戴设备只能向你传达结果。下一步将是，如果你允许的话，它们能够将数据直接发送给你的医生，甚至是你的健身房。但这就提出了数据保护和数据安全问题。该领域的精英们认为，这些问题可以通过区块链技术来解决。（说实话，我也不太明白什么是区块链！）

此外，还有可穿戴的给药系统。医生可以根据该设备的数据反馈，远程调整药物剂量。他们还可以实时知道病人是否服药，或者是否运动了。

个性化的预防性医疗保健

虽然这听起来有点儿像来自管理部门的号召，但如果能够实施，确实能把医疗保健的中心从医生转移到患者身上。从用标准的"常规处方"给药到用更个性化的治疗方案，兼顾了患者的各个方面。

现在的情况是，由于基因存在差异，针对两名不同患者的相同治疗方案可能会产生两种非常不同的结果。未来，人工智能（AI）

将用于扫描患者的基因组，并利用庞大的数据库来确定最适合患者的药物。

我们将从疾病出现时才开始用药转向在患病之前就可预测并有望预防。这是英国老年生物学研究基金会的目标[328]，该基金会是伦敦大学国王学院的人工智能长寿中心的资助者。

2019 年，一个国际团队宣布，作为癌症标志的报警 DNA 突变可以在疾病出现多年前就被检测到。这就给了我们早期治疗的可能性[329]。癌症治疗越早越好。然而，正如 2020 年的另一篇论文所警告的那样，这种"液体活检"（liquid biopsy）技术的应用还有一段路要走。

个体化的精准医疗

这些发展最终将迎来个性化、个体化，或精准医疗的时代，到那时，药物和治疗是根据个人的特定的基因谱量身定制的。

患者的基因组数据将被整合到他们的病例记录中。对某种疾病的家族倾向可以提醒看护人员进行适当的测试，以及提醒需要避免使用哪些药物。

在一些癌症免疫疗法中，个性化医疗或"精准"医疗已经开始实施。从患者身上取出细胞，送到实验室，在那里对它们进行修饰，以攻击特定的癌细胞。然后，将这些经过修饰的细胞送回最初提取出它们的患者体内，用它们攻击并杀死患者体内的癌细胞[330]。

建立"所有人"的健康数据库

在互联医疗领域，也许最雄心勃勃的计划是由美国国家卫生研究院（NIH）资助的"所有人"（All of Us）研究计划。其目的是招募来自各种背景的 100 万美国人，建立一个历史上最多样化的健康数据库。

研究人员将利用这些数据来了解生物学因素、生活方式和环境因素是如何影响健康的。如果你是美国人并且想加入，他们的网站是：allofus.nih.gov。

"所有人"计划最终都将把基因组学、可穿戴设备的数据流、生物样本采集和病例记录整合到一个巨大的数据库中。人工智能将搜索该数据库，以得出基因型（人 DNA 中的基因集合）和表型（这些基因集合在你的环境、饮食、活动水平、压力水平等作用下的物质表达）之间的相互作用。

关于经济回报

从经济上讲，也有必要转向预防性医疗保健，并将更多的研究资金投入衰老研究。美国衰老研究联合会的董事杰伊·奥尔尚斯基（Jay Olshansky）博士说，延缓衰老是"一项与抗生素的引入同等重要的公共卫生倡议"，而且有可能节省数万亿美元的医疗成本。

1960 年，美国的医保支出占 GDP 的 5%。到 2016 年，这一比例飙升至 17.5%。同一年，英国的这一比例为 9.8%，包括英国国家医疗服务体系和私人的支出。

这是一个重大的财政问题，因为人口统计数据显示，越来越多的退休人员正在由越来越少的工作人口养活着。

给医护人员更多的人际互动时间

然而，尽管有这些巨大的支出，在英国和美国仍然缺少医生和护士。他们超时工作，压力很大。患者去看医生通常只有几分钟的时间，在这段时间里，医生看的是屏幕而不是患者。因此，错误就会发生，而且误诊的确是美国的第四大死因，仅次于心脏病、癌症和中风。

因此，有几个团队正在使用语音文本转换软件开发系统，使其能够在医生／患者咨询期间进行自动记录，令医生能够腾出更多时间与病人直接交流。

使用人工智能改善诊断

另一个积极因素是使用人工智能降低医保成本。计算机已经接受了数百万张医学图像扫描的训练，并利用所谓的"深度学习"来增强了放射诊断效果。这已经使对乳房、头部和肺部扫描诊断的准确性得到很大提高。埃里克·托普（Eric Topol）在他的最新著作《深度医疗》（*Deep Medicine*）中举了一个例子：

> "美国每天有超过 2 千万次医学扫描。以 MRI 为例，每次需要花费数百至数千美元。人工智能可以在不到 24 小时内处理 2.6 亿次医疗扫描（相当于两个多星期的数量），而成本仅为 1000 美元。现今，我们却要为同样的工作支付数十亿美元。"

现实的检验

这些只是数字健康革命的几个例子，我们甚至没有提到远程医疗、3D 打印身体部位、健康机器人，以及能够再生身体某个部位（如肾脏）的组织再生疗法。

所有这一切都需要巨大的数据库、大量的个人数据、强大的计算能力，以及人工智能的应用来发现相关性和趋势。这就是为什么苹果、谷歌、亚马逊、微软、凯撒永久、埃森哲、23andMe、沃博联及数百家初创公司都对这个领域进行了大量投资。

这些"互联健康"的积极之处在于：我们将更早、更好地了解如何管理我们的健康信息，并能够更积极地参与其中。这无疑是件好事。

但我想介绍一下现实的检验。

高科技、低科技还是中科技

乔·柯伟达（Joe Kvedar）博士是"互联健康合伙机构"（Partners Connected Health）的负责人，该组织的使命是"利用信息技术——手机、平板电脑、可穿戴设备、传感器和远程健康监测工具——在传统医疗环境之外提供高质量的患者护理"。

因此，柯伟达博士是数字医学新时代的传道者。然而，他在《新移动时代——科技如何延长健康寿命》（*The New Mobile Age——How Technology Will Extend Healthspan*）一书中所说的不过是：

"我在我的患者身上观察到了 3 个长寿的预测因素：陪伴、目标感和适度的活动。"

他没有谈到高科技，在蓝色地带居住的人们即便不使用高科技也健康长寿。

警告 1：与日俱增的不平等

我对新数字健康发展中两个潜在问题感到不安。首先，我们可能正面临一种在健康方面不平等恶化的情形：你的收入越高，你的健康状况就越好，预期寿命就越长。

Alphabet（谷歌的母公司）已经向一家名为 Calico 的公司投资了超过 10 亿美元，其目标是延长人类寿命。很多资金似乎都用于基因疗法，已经被证明当老鼠的两个被认为与衰老有关的基因被敲除后，老鼠的预期寿命增加了一倍。

虽然基因疗法有治愈一些致命基因疾病的可能性，但它既不是毫无争议的，而且不便宜。*Luxturna* 是美国批准使用的第一个真正的基因治疗产品，可以治疗（实际上治愈）一种遗传性失明。每只眼睛的费用是 42.5 万美元。

但是，当基因疗法成为一种延长寿命的方法，最终结局会不会是只留下一小群超过百岁的超级富豪？

警告 2：随着年龄的增长我们仍然会生病的假设

我的第二个担忧是，大多数新进展仍然假定你会生病，尽管它们旨在更早地发现患病迹象。然而，这本书中那些低技术、低成本的想法背后的基本概念是，我们首先应该把注意力放在预防疾病上。

这本书中的延缓衰老计划是大多数人都负担得起的，其科技含量也不高。它所涉及的一切都是关注营养丰富的食物（再加上一组补充剂，以达到蓝色地带的营养水平）、每天 37 分钟的活动计划、减压运动、一些正念练习，还有一些让你意识到什么能让你更加快乐并努力做下去的建议。

我们甚至建议你用卡片纸制作的跟踪圆盘来跟踪你的努力，这是非常低的技术，是任何人都可以做到的。

这并不意味着将健康监测纳入你的生活不是一个好主意，因为你越了解自己的健康指标，你就越能为自己的健康承担责任。

所以，我看好"中科技"的未来。

"未来医学"（*Future Medicine*）网站最近发表的一篇文章进一步证实了这一结论：

"在许多常见的慢性退行性疾病中，我们个体基因组对健康产生的影响可能是有限的：我们的营养状况、运动模式和我们的环境等许多方面（即我们的表型）可能也同样重要。"

这些，都是我们可以控制的。

让我们开始行动吧！

　　我希望这本书能激励你去创造一个属于你自己的长寿"蓝色地带"。

　　我今年80岁了，身体健康，无须服药。我希望能活到90多岁，甚至到100岁，同时要保持60岁时的健康。我知道这是可能的，对你也同样可能。

　　这是本书的结尾，但我希望并相信，这是你和你的家人更健康、更长寿的开始。

　　我们一起研究了食物、运动、补充剂、身体调节和放松的作用。它们都很重要。但是，没有什么能比对我们所生活的这个神奇世界保持惊奇感和求知欲更重要的了。

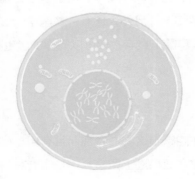

　　爱因斯坦说过：

　　"不管你活了多久，不要老去。要像个孩子一样，面对这个充满奥秘的世界，好奇之心永不泯灭。"

　　那么，我们从本书开头的那张图片结束吧，一个单独的细胞。

我们会像"好奇的孩子"一样惊叹：本书中探讨的无数个奥秘都是从这个微小的、微小的细胞开始的。

科林·罗斯
2020 年 9 月

欢迎加入我们的行列

你会发现，延缓衰老就是创造一种充满活力、向前看的生活方式。

所以，我希望你能加入我们的行列，并利用网站上免费的资源：

acceleratedlearning.com/delay-ageing

这些资源包括：创新的、美味的、主要以植物为基础的食谱，可打印的饮食计划、正念训练指导、增强核心力量的训练和频繁更新的健康长寿科学知识。另外，还有一些医学检查指标，用于测量生物学衰老而不是年龄上衰老，你可以向你的医生提出检查要求。

你的意见与评论

我非常希望你能感到这本书有趣而且有用。如果你有这样的感觉，是否可以请你在亚马逊上留言？这是作者获得曝光和提高销量的最好方式。我在此先谢谢大家。

正在进行的更新

你可以在Facebook上关注我，我在那里发布关于健康的文章：

facebook.com/Nutrishield/

或在以下网址登录，获得有关衰老研究的最新资料：

acceleratedlearning.com/delay-ageing

作者联系方式

Accelerated Learning Systems Ltd

12 The Vale, Southern Road, Aylesbury, Bucks HP19 9EW, UK

电话：+44（0）1296 631177

电子邮箱：info@acceleratedlearning.com

世界衰老研究机构与研究人员名录

虽然这本书是为非专业人士而写的，但我希望读者能随时了解这个令人兴奋领域的最新情况。因此，我列出了一些在这方面突出的研究机构和研究人员。这当然不是衰老学研究人员的完整名单，我只是要强调一些关键的机构和专家，他们正在研究本书中提到的健康衰老的一个或多个领域。

注意：下面的链接、研究人员的头衔、机构名称均为本书出版时的状态。

衰老研究机构及其网站

伦敦大学国王学院衰老研究所（Ageing Research at King's College London）kcl.ac.uk/health/research/divisions/cross/ark/ageing-research-at-kings

美国衰老研究联合会（American Federation for Aging Research）afar.org

阿斯顿（英国伯明翰）健康衰老研究中心［Aston（Birmingham UK）Research Centre for Healthy Ageing］aston.ac.uk/lhs/research/centres-facilities/archa

老年生物学研究基金会（The Biogerontology Research Foundation）bg-rf.org.uk

巴克衰老研究所，美国加利福尼亚州，诺瓦托（Buck Institute for Research on Aging, Novato, California）buckinstitute.org

爱丁堡大学认知衰老与认知流行病学研究中心（Centre for Cognitive Ageing and Cognitive Epidemiology - University of Edinburgh）ccace.ed.ac.uk

欧洲衰老生物学研究所（European Institute for the Biology of Ageing）eriba.umcg.nl

格林医学研究基金会（Glenn Foundation for Medical Research，在哈佛大学、麻省理工学院、普林斯顿大学、斯坦福大学、索尔克生物研究所、密歇根大学、巴克衰老研究所和阿尔伯特·爱因斯坦医学院都设有研究中心）glennfoundation.org

利物浦大学衰老与慢性病研究所（Institute of Ageing and Chronic Disease, Liverpool University）liverpool.ac.uk/ageing-and-chronic-disease

伦敦大学学院健康衰老研究所（Institute of Healthy Ageing, University College London）ucl.ac.uk/biosciences/departments/genetics-evolution-and-environment/institute-healthy-ageing-iha

莱布尼兹衰老研究所（弗里茨·李普曼研究所），德国［Leibniz Institute on Aging（Fritz Lipmann Institute），Germany］leibniz-fli.de

美国国家衰老研究所［National Institute on Aging（US）］nia.nih.gov

谢菲尔德大学健康寿命研究所（Sheffield University Healthy Lifespan Institute）sheffield.ac.uk/healthy-lifespan

美国得克萨斯大学健康科学中心（University of Texas Health Science Center）uth.edu/

衰老研究人员及其主要研究领域

布鲁斯·艾姆斯（Bruce Ames）：　　加州大学伯克利分校
与年龄相关的退行性疾病

斯蒂芬·奥斯塔德（Steven Austad）：得克萨斯大学健康科学中心
衰老生物学

尼尔·巴兹莱（Nir Barzilai）：　　阿尔伯特·爱因斯坦医学院衰老研究所
长寿的保护性基因

贝蕾妮斯·贝纳永（Berenice Benayoun）：　南加州大学
表观遗传改变和衰老

伊丽莎白·布莱克本（Elizabeth Blackburn）：加州大学旧金山分校

　　　　　　　　　　　　　　　　　端粒和端粒酶研究领域的先驱

　　　　　　　　　　　　　　　　　因端粒酶方面的研究获诺贝尔生理

　　　　　　　　　　　　　　　　　　学或医学奖

玛利亚·布拉什科（Maria Blasco）：　西班牙国家癌症中心

　　　　　　　　　　　　　　　　　DNA 修复、端粒、癌症和衰老

　　　　　　　　　　　　　　　　　《衰老标志》（*The Hallmarks of Aging*）

　　　　　　　　　　　　　　　　　　的作者之一

阿利克斯·博科夫（Alex Bokov）：　得克萨斯大学健康科学中心

　　　　　　　　　　　　　　　　　衰老和寿命延长

戴维·博特斯坦（David Botstein）：　Calico 公司首席科学官

　　　　　　　　　　　　　　　　　探索控制寿命的生物学

戴尔·布雷德森（Dale Bredesen）：　巴克研究所

　　　　　　　　　　　　　　　　　神经退行性疾病和神经细胞死亡

朱迪思·坎皮西（Judith Campisi）：　巴克研究所

　　　　　　　　　　　　　　　　　细胞衰老、癌症、衰老

克劳迪娅·卡瓦达斯（Claudia Cavadas）：葡萄牙科英布拉大学

　　　　　　　　　　　　　　　　　　衰老的饮食控制、大脑衰老与神经退化

理查德·科索恩（Richard Cawthorn）：犹他大学

　　　　　　　　　　　　　　　　　长寿基因、端粒

丹妮卡·陈（Danica Chen）：　　　加州大学伯克利分校

　　　　　　　　　　　　　　　　　干细胞衰老、热量限制

乔治·切齐（George Church）：　　哈佛大学医学院

　　　　　　　　　　　　　　　　　利用基因疗法逆转衰老

　　　　　　　　　　　　　　　　　通过基因编辑创造出能抵抗多种病毒的

　　　　　　　　　　　　　　　　　　物种（再造猛犸象计划）

大卫·克兰西（David Clancy）：　　兰卡斯特大学

　　　　　　　　　　　　　　　　　果蝇的衰老

弗朗西斯·科林斯（Francis Collins）：美国国立卫生研究院院长

　　　　　　　　　　　　　　　　　在人类基因组测序、长寿和衰老研究方面

　　　　　　　　　　　　　　　　　　担当主要角色

琳妮·柯克思（Lynne Cox）：　　　牛津大学

　　　　　　　　　　　　　　　　　复制性细胞衰老和 DNA 损伤

安娜·玛丽亚·库尔沃（Ana Maria Cuervo）：阿尔伯特·爱因斯坦医学院

　　　　　　　　　　　　　　　　　自噬与神经退化

肖恩·柯伦（Sean Curran）：　　　　　南加州大学
　　　　　　　　　　　　　　　　　　衰老与基因

安德鲁·迪林（Andrew Dillin）：　　　索尔克生物研究所
　　　　　　　　　　　　　　　　　　利用秀丽隐杆线虫进行衰老研究及年龄
　　　　　　　　　　　　　　　　　　　相关性疾病

伊恩·戴瑞（Ian Dreary）：　　　　　　爱丁堡大学
　　　　　　　　　　　　　　　　　　认知衰老

莫妮卡·德里斯科尔（Monica Driscoll）：罗格斯大学
　　　　　　　　　　　　　　　　　　衰老机制、神经元功能

理查德·法拉格（Richard Faragher）：　布莱顿大学
　　　　　　　　　　　　　　　　　　细胞衰老和沃纳综合征

伽勒·芬奇（Caleb Finch）：　　　　　南加州大学
　　　　　　　　　　　　　　　　　　大脑衰老以及衰老的进化生物学

多伦·芬克尔（Toren Finkel）：　　　　美国国家心脏、肺和血液研究所
　　　　　　　　　　　　　　　　　　衰老和疾病的信号通路

路易吉·丰塔纳（Luigi Fontana）：　　悉尼大学
　　　　　　　　　　　　　　　　　　长寿、热量限制和锻炼

克劳迪奥·弗兰切斯基（Claudio Franceschi）：意大利博洛尼亚大学
　　　　　　　　　　　　　　　　　　　百岁老人、炎症和衰老

拉扎罗斯·福卡斯（Lazaros Foukas）：　伦敦大学学院
　　　　　　　　　　　　　　　　　　细胞信号通路

乔治·加里尼斯（George Garinis）：　　希腊分子生物学和生物技术研究所
　　　　　　　　　　　　　　　　　　DNA 损伤和修复、早衰综合征

大卫·格姆斯（David Gems）：　　　　伦敦大学学院
　　　　　　　　　　　　　　　　　　遗传学与衰老的进化

杰西·吉尔（Jesus Gil）：　　　　　　伦敦医学科学研究所
　　　　　　　　　　　　　　　　　　衰老细胞

克里斯提娜·冈萨雷斯·埃斯特维兹（Cristina González-Estévez）：
　　　　　　　　　　　　　　　　　　莱布尼茨衰老研究所
　　　　　　　　　　　　　　　　　　热量摄入的限制

薇拉·戈尔布诺娃（Vera Gorbunova）：美国罗切斯特大学
　　　　　　　　　　　　　　　　　　哺乳动物模型中的 DNA 修复、端粒和
　　　　　　　　　　　　　　　　　　　端粒酶

海伦·格里菲斯（Helen Griffiths）：　　萨里大学

	炎症、营养和衰老
比阿特丽克斯·格鲁贝克－洛本斯坦（Beatrix Grubeck–Loebenstein）：	
	因斯布鲁克大学
	免疫学
伦纳德·瓜伦特（Leonard Guarente）：	麻省理工学院
	衰老的细胞模型、热量限制、去乙酰化酶
托里·哈根（Tory Hagen）：	美国俄勒冈州立大学
	自由基和线粒体的衰老
洛娜·哈里斯（Lorna Harries）：	英国埃克塞特大学
	基因调控和衰老
保罗·黑斯蒂（Paul Hasty）：	得克萨斯大学健康科学中心
	DNA 修复和细胞周期对 DNA 损伤的反应
伦纳德·海弗利克（Leonard Hayflick）：	加州大学旧金山分校
	细胞衰老研究的先驱
齐格弗里德·赫基米（Siegfried Hekimi）：	加拿大麦吉尔大学
	衰老遗传学
扬·霍伊梅克斯（Jan Hoeijmakers）：	荷兰伊拉斯谟大学医学中心
	DNA 修复
皮特·霍恩斯比（Peter Hornsby）：	得克萨斯大学健康科学中心
	细胞衰老和组织工程
史蒂夫·霍瓦特（Steve Horvath）：	加州大学洛杉矶分校
	衰老的基因组生物标记
马尔科姆·杰克逊（Malcom Jackson）：	英国利物浦大学
	肌肉衰老、自由基和营养
托马斯·约翰逊（Thomas Johnson）：	科罗拉多大学博尔德分校
	发现了能够延缓衰老的基因（命名为 *age-1*）
林恩·琼斯（Leanne Jones）：	加州大学圣地亚哥分校
	干细胞及其在癌症和衰老中的作用
简·卡尔斯德（Jan Karlseder）：	加州索尔克研究所
	端粒和 DNA 修复
布莱恩·肯尼迪（Brian Kennedy）：	巴克研究所
	营养信号通路和饮食限制

辛西娅·凯尼恩（Cynthia Kenyon）：　　加州大学旧金山分校
　　　　　　　　　　　　　　　　　　　衰老遗传学的先驱

克里·金霍恩（Kerri Kinghorn）：　　伦敦大学学院
　　　　　　　　　　　　　　　　　　神经性疾病

大卫·吉普林（David Kipling）：　　卡迪夫大学
　　　　　　　　　　　　　　　　　　细胞衰老、端粒和端粒酶

吉多·克鲁莫（Guido Kroemer）：　　巴黎科迪利耶尔研究中心
　　　　　　　　　　　　　　　　　　《衰老标志》（*The Hallmarks of Aging*）
　　　　　　　　　　　　　　　　　　　　的作者之一
　　　　　　　　　　　　　　　　　　细胞内和细胞外应激通路

黑尾诚（Makoto Kuro-o）：　　得克萨斯大学西南医学中心
　　　　　　　　　　　　　　　klotho 基因

达德利·兰明（Dudley Lamming）：　　美国威斯康星大学
　　　　　　　　　　　　　　　　　　 mTOR 和长寿

皮特·兰斯多普（Peter Lansdorp）：　　荷兰格罗宁根大学，欧洲衰老生物学研究
　　　　　　　　　　　　　　　　　　　所所长
　　　　　　　　　　　　　　　　　　衰老和癌症的遗传不稳定性，干细胞
　　　　　　　　　　　　　　　　　　　生物学

帕梅拉·拉森（Pamela Larson）：　　得克萨斯大学健康科学中心
　　　　　　　　　　　　　　　　　　利用秀丽隐杆线虫进行衰老研究

大卫·勒库特（David Le Couteur）：　　悉尼大学衰老教育和研究中心主任
　　　　　　　　　　　　　　　　　　　营养与衰老

弗吉尼亚·李（Virginia Lee）：　　宾夕法尼亚大学医学院
　　　　　　　　　　　　　　　　　神经退行性疾病

克里斯丁·吕温伯格（Christian Leeuwenburgh）：　　佛罗里达大学
　　　　　　　　　　　　　　　　　　　　　　　　　衰老、氧化应激

罗德尼·莱文（Rodney Levine）：　　美国国家心肺和血液研究所
　　　　　　　　　　　　　　　　　氧化损伤和自由基

戈登·利斯格（Gordon Lithgow）：　　巴克研究所
　　　　　　　　　　　　　　　　　　基于秀丽隐杆线虫的衰老研究

瓦尔特·隆哥（Valter Longo）：　　南加州大学
　　　　　　　　　　　　　　　　　衰老的机制

卡洛斯·洛佩兹·奥丁（Carlos Lopez-Otin）：西班牙奥维耶多大学
　　　　　　　　　　　　　　　　　　　　　　　蛋白水解酶

《衰老标志》(*The Hallmarks of Aging*)的作者之一

珍妮特·洛德(Janet Lord)：　英国伯明翰大学
免疫系统、炎症、压力和衰老

维基·伦布拉德(Vicki Lundblad)：　加州索尔克研究所
端粒酶

迈克尔·卢斯特加尔滕(Michael Lustgarten)：马萨诸塞州塔夫斯大学
微生物和衰老

阿尔瓦罗·马西拉·科埃略(Alvaro Macierira-Coelho)：　法国国家卫生研究院
细胞衰老

乔治·M·马丁(George M Martin)：　华盛顿大学西雅图分校
阿尔茨海默病、衰老生物学

爱德华·马萨罗(Edward Masaro)：　得克萨斯大学健康科学中心
热量限制

马克·马特森(Mark Mattson)：　美国国家衰老研究所
神经退行性疾病

安妮·麦卡德尔(Anne McArdle)：　利物浦大学
肌肉老化、氧化应激和营养

西蒙·梅洛夫(Simon Melov)：　巴克研究所
线粒体 DNA 损伤

大卫·梅尔泽(David Melzer)：　埃克塞特大学
人类长寿的流行病学和遗传学

孟庆军(Qing-Jun Meng)：　曼彻斯特大学
生物钟、衰老和疾病

布莱恩·梅丽(Brian Merry)：　利物浦大学
热量限制、衰老过程中的氧化应激

理查德·米勒(Richard Miller)：　密歇根大学
老鼠衰老的遗传学与生物学、免疫系统

佩德罗·莫拉达斯·费雷拉(Pedro Moradas-Ferreira)：葡萄牙分子和细胞生物学
研究所
氧化应激

理查德·森本(Richard Morimoto)：　西北大学(芝加哥)
细胞质量控制、分子伴侣和应激反应

弗洛莱恩·穆勒(Florian Muller)：　丹娜·法伯癌症研究院(波士顿)

	线粒体自由基的产生
科林·墨菲（Coleen Murphy）：	普林斯顿大学
	秀丽隐杆线虫的衰老机制
艾伦·诺伦（Ellen Nollen）：	荷兰格罗宁根大学
	蛋白质、神经退行性病变和衰老
卡塔琳娜·奥利维拉（Catarina Oliveira）：	葡萄牙科英布拉大学
	大脑衰老
蒂亚戈·欧泰洛（Tiago Outeiro）：	纽卡斯尔大学
	神经退行性病变
琳达·帕特里奇（Linda Partridge）：	伦敦大学学院，马克斯·普朗克衰老生物学研究所所长
	提出衰老的进化理论
	《衰老标志》（*The Hallmarks of Aging*）的作者之一
若昂·帕索斯（Joao Passos）：	美国梅奥诊所
	细胞衰老、氧化应激和线粒体
克里斯·帕蒂尔（Chris Patil）：	巴克研究所
	延长寿命
欧利维亚·佩雷拉·史密斯（Olivia Pereira-Smith）：	得克萨斯大学健康科学中心
	细胞衰老、癌症和衰老
托马斯·佩尔斯（Thomas Perls）：	波士顿大学
	新英格兰百岁老人研究、百岁老人衰老的遗传因素
皮特·派珀（Peter Piper）：	谢菲尔德大学
	衰老细胞
伊琳娜·皮舍尔（Iryna Pishel）：	乌克兰老年学研究所
	免疫系统老化
马提亚斯·普拉策（Matthias Platzer）：	莱布尼茨衰老研究所
	癌症和衰老基因组学
保罗·波特（Paul Potter）：	英国哈维尔医学研究委员会
	衰老遗传学、影响衰老的突变、年龄相关疾病
劳里·拉杰德兰（Lawrie Rajendran）：	伦敦大学国王学院

　　　　　　　　　　　　　　　　　　痴呆研究

托马斯·兰多（Thomas Rando）：　　　斯坦福大学
　　　　　　　　　　　　　　　　　　干细胞和肌肉老化

卡尔·里亚博沃尔（Karl Riabowol）：　加拿大卡尔加里大学
　　　　　　　　　　　　　　　　　　细胞衰老、DNA 修复和癌症

大卫·罗洛（David Rollo）：　　　　　加拿大麦克马斯特大学
　　　　　　　　　　　　　　　　　　衰老与营养

迈克尔·罗斯（Michael Rose）：　　　加州大学欧文分校
　　　　　　　　　　　　　　　　　　衰老的进化

科琳娜·罗斯（Corinna Ross）：　　　得克萨斯州生物医学研究所
　　　　　　　　　　　　　　　　　　哺乳动物的衰老和肥胖

卡尔·伦哈德·鲁道夫（Karl Lenhard Rudolph）：德国莱布尼茨老年研究所
　　　　　　　　　　　　　　　　　　　端粒、干细胞和衰老

安德斯·桑德伯格（Anders Sandberg）：牛津大学
　　　　　　　　　　　　　　　　　　认知老化

海蒂·斯科拉卜（Heidi Scrable）：　　美国梅奥诊所
　　　　　　　　　　　　　　　　　　通过对老鼠的基因控制研究衰老

约翰·塞迪维（John Sedivy）：　　　美国布朗大学
　　　　　　　　　　　　　　　　　　细胞衰老和表观遗传学

科林·塞尔曼（Colin Selman）：　　　阿伯丁大学
　　　　　　　　　　　　　　　　　　衰老机制和热量限制

曼纽尔·赛拉诺（Manuel Serrano）：　巴塞罗那生物医学研究所
　　　　　　　　　　　　　　　　　　衰老和癌症
　　　　　　　　　　　　　　　　　　《衰老标志》（*The Hallmarks of Aging*）
　　　　　　　　　　　　　　　　　　　的作者之一

杰瑞·谢伊（Jerry Shay）：　　　　　得克萨斯大学
　　　　　　　　　　　　　　　　　　细胞衰老、端粒和端粒酶

保罗·希尔斯（Paul Shiels）：　　　　格拉斯哥大学
　　　　　　　　　　　　　　　　　　生物老化、端粒和细胞衰老

罗伯特·什姆科勒·莱斯（Robert Shmookler-Reis）：阿肯色大学
　　　　　　　　　　　　　　　　　　　　新陈代谢、DNA 甲基化
　　　　　　　　　　　　　　　　　　　　沃纳综合征、衰老遗传学

大卫·辛克莱尔（David Sinclair）：　　哈佛大学
　　　　　　　　　　　　　　　　　　热量限制、去乙酰化酶和白藜芦醇

艾莉娜·斯莱格布姆（Eline Slagboom）：荷兰莱顿大学医学中心
　　　　　　　　　　　　　　　　　表观遗传学和代谢疾病

威廉·松塔格（William Sonntag）：　俄克拉何马大学健康科学中心
　　　　　　　　　　　　　　　　　衰老的神经内分泌机制

约翰·斯皮克曼（John Speakman）：　阿伯丁大学
　　　　　　　　　　　　　　　　　新陈代谢、能量学、肥胖和衰老

蒂姆·斯佩克特（Tim Spector）：　伦敦大学国王学院
　　　　　　　　　　　　　　　　　与疾病遗传学有关的双胞胎研究，包括
　　　　　　　　　　　　　　　　　　年龄相关疾病

科莱尔·斯图尔特（Claire Stewart）：利物浦约翰摩尔大学
　　　　　　　　　　　　　　　　　干细胞、运动和衰老

亚历山大·施托尔青（Alexandra Stolzing）：英国拉夫堡大学
　　　　　　　　　　　　　　　　　　干细胞生物学和再生医学

徐有信（Yousin Suh）：　纽约阿尔伯特·爱因斯坦医学院
　　　　　　　　　　　　　衰老和长寿的遗传学

唐福星（Fushing Tang）：　阿肯色大学
　　　　　　　　　　　　　饮食和衰老

保罗·索恩利（Paul Thornalley）：　英国华威大学医学院
　　　　　　　　　　　　　　　　　疾病和衰老中的蛋白质损伤

珍妮特·桑顿（Janet Thornton）：　欧洲生物信息学研究所，英国剑桥
　　　　　　　　　　　　　　　　　结构生物学和生物信息学

海蒂·提森鲍姆（Heidi Tissenbaum）：马萨诸塞大学
　　　　　　　　　　　　　　　　　　衰老的分子机制

约翰·特罗亚诺夫斯基（John Trojanowski）：宾夕法尼亚大学医学院
　　　　　　　　　　　　　　　　　　　神经系统变性疾病

詹妮弗·杜莱（Jennifer Tullet）：　肯特大学
　　　　　　　　　　　　　　　　　秀丽隐杆线虫的长寿研究

扬·范·德森（Jan Van Deursen）：　梅奥诊所（原工作单位）
　　　　　　　　　　　　　　　　　衰老细胞

盖理·冯·赞特（Gary Van Zant）：　肯塔基大学
　　　　　　　　　　　　　　　　　DNA 修复、干细胞、癌症和衰老

埃里克·威尔丁（Eric Verdin）：　巴克研究所
　　　　　　　　　　　　　　　　衰老、表观遗传学和免疫系统

扬·维格（Jan Vijg）：　纽约阿尔伯特·爱因斯坦医学院

衰老过程中的 DNA 突变和修复

曼里奥·文奇盖拉（Manlio Vinciguerra）：　伦敦大学学院

新陈代谢、肝病和衰老

克里斯蒂·瓦尔特（Christi Walter）：　得克萨斯大学健康科学中心

DNA 修复、癌症和衰老

大卫·温科夫（David Weinkove）：　英国杜伦大学

秀丽隐杆线虫的衰老和发育

斯提芬·韦勒（Stephen Welle）：　美国罗切斯特大学

衰老、肌肉代谢和基因表达

鲁迪·韦斯滕多普（Rudi Westendorp）：荷兰莱顿大学医学中心

流行病学与遗传学

凯瑟琳·沃尔克（Catherine Wolkow）：美国国家衰老研究所

胰岛素样通路和神经系统

伍德林·莱特（Woodring Wright）：　得克萨斯大学西南医学中心

细胞衰老、端粒和端粒酶

托马斯·冯·兹格利尼基（Thomas von Zglinicki）：纽卡斯尔大学

细胞衰老、线粒体、端粒
和端粒酶

参考文献

1. López-Otín, C., Blasco, M. A., Partridge, L., Serrano, M. & Kroemer, G. The hallmarks of aging. Cell vol. 153 1194 (2013).

2. Campisi, J. et al. From discoveries in ageing research to therapeutics for healthy ageing. Nature vol. 571 183–192 (2019).

3. Baker, D. J. et al. Clearance of p16 Ink4a-positive senescent cells delays ageing-associated disorders. Nature 479, 232–236 (2011).

4. Heart ageing - Press Office - Newcastle University. https://www.ncl.ac.uk/press/articles/archive/2019/02/heartageing/.

5. Bussian, T. J. et al. Clearance of senescent glial cells prevents tau-dependent pathology and cognitive decline. Nature 562, 578–582 (2018).

6. Yousefzadeh, M. J. et al. Fisetin is a senotherapeutic that extends health and lifespan. EBioMedicine 36, 18–28 (2018).

7. Madeo, F., Bauer, M. A., Carmona-Gutierrez, D. & Kroemer, G. Spermidine: a physiological autophagy inducer acting as an anti-aging vitamin in humans? Autophagy vol. 15 165–168 (2019).

8. Eisenberg, T. et al. Cardioprotection and lifespan extension by the natural polyamine spermidine. Nat. Med. 22, 1428–1438 (2016).

9. Minois, N. Molecular Basis of the 'Anti-Aging' Effect of Spermidine and Other Natural Polyamines - A Mini-Review. Gerontology 60, 319–326 (2014).

10. Matsumoto, M. & Benno, Y. Consumption of Bifidobacterium lactis LKM512 yogurt reduces gut mutagenicity by increasing gut polyamine contents in healthy adult subjects. Mutat. Res. - Fundam. Mol. Mech. Mutagen. 568, 147–153 (2004).

11. Schafer, M. J. et al. Exercise Prevents Diet-Induced Cellular Senescence in Adipose Tissue. Diabetes 65, 1606–1615 (2016).

12. Huang, S. Inhibition of PI3K/Akt/mTOR signaling by natural products. Anticancer. Agents Med. Chem. 13, 967–70 (2013).

13. Antunes, F. et al. Autophagy and intermittent fasting: the connection for cancer therapy? Clinics 73, (2018).

14. Xu, M. et al. Senolytics improve physical function and increase lifespan in old age. Nat. Med. 24, 1246–1256 (2018).

15. Astley, S. B., Elliott, R. M., Archer, D. B. & Southon, S. Evidence that dietary supplementation with carotenoids and carotenoid-rich foods modulates the DNA damage:repair balance in human lymphocytes. Br. J. Nutr. 91, 63–72 (2004).

16. Sheng, Y., Pero, R. W., Olsson, A. R., Bryngelsson, C. & Hua, J. DNA repair enhancement by a combined supplement of carotenoids, nicotinamide, and zinc. Cancer Detect. Prev. 22,

284–92 (1998).

17. *Qin, J. J. et al. Natural products targeting the p53-MDM2 pathway and mutant p53: Recent advances and implications in cancer medicine. Genes and Diseases vol. 5 204–219 (2018).*

18. *Basten, G. P. et al. Sensitivity of markers of DNA stability and DNA repair activity to folate supplementation in healthy volunteers. Br. J. Cancer 94, 1942–1947 (2006).*

19. *Connelly-Frost, A. et al. Selenium, folate, and colon cancer. Nutr. Cancer 61, 165–178 (2009).*

20. *Which Fruits & Vegetables Boost DNA Repair? | NutritionFacts.org. https://nutritionfacts.org/video/ fruits-vegetables-boost-dna-repair/.*

21. *Veggies Contain Chemicals That Boost DNA Repair And Protect Against Cancer —ScienceDaily. https://www.sciencedaily.com/releases/2006/02/060209185153.htm.*

22. *Fogarty, M. C., Hughes, C. M., Burke, G., Brown, J. C. & Davison, G. W. Acute and chronic watercress supplementation attenuates exercise-induced peripheral mononuclear cell DNA damage and lipid peroxidation. Br. J. Nutr. 109, 293–301 (2013).*

23. *Fan, S., Meng, Q., Auborn, K., Carter, T. & Rosen, E. M. BRCA1 and BRCA2 as molecular targets for phytochemicals indole-3-carbinol and genistein in breast and prostate cancer cells. Br. J. Cancer 94, 407–426 (2006).*

24. *Hassan, F. U. et al. Curcumin as an alternative epigenetic modulator: Mechanism of action and potential effects. Front. Genet. 10, 514 (2019).*

25. *Thakur, V. S., Gupta, K. & Gupta, S. Green tea polyphenols causes cell cycle arrest and apoptosis in prostate cancer cells by suppressing class I histone deacetylases. Carcinogenesis 33, 377–384 (2012).*

26. *Balu, M., Sangeetha, P., Murali, G. & Panneerselvam, C. Modulatory role of grape seed extract on age-related oxidative DNA damage in central nervous system of rats. Brain Res. Bull. 68, 469–473 (2006).*

27. *Balu, M., Sangeetha, P., Haripriya, D. & Panneerselvam, C. Rejuvenation of antioxidant system in central nervous system of aged rats by grape seed extract. Neurosci. Lett. 383, 295–300 (2005).*

28. *Grabowska, W., Sikora, E. & Bielak-Zmijewska, A. Sirtuins, a promising target in slowing down the ageing process. Biogerontology vol. 18 447–476 (2017).*

29. *Rajman, L., Chwalek, K. & Sinclair, D. A. Therapeutic Potential of NAD-Boosting Molecules: The In Vivo Evidence. Cell Metabolism vol. 27 529–547 (2018).*

30. *Nicolson, G. L. Mitochondrial dysfunction and chronic disease: Treatment with natural supplements. Integr. Med. 13, 35–43 (2014).*

31. *Chiang, S. C. et al. Mitochondrial protein-linked DNA breaks perturb mitochondrial gene transcription and trigger free radical–induced DNA damage. Sci. Adv. 3, (2017).*

32. *Duberley, K. E. C. et al. Human neuronal coenzyme Q10 deficiency results in global loss of mitochondrial*

respiratory chain activity, increased mitochondrial oxidative stress and reversal of ATP synthase activity: Implications for pathogenesis & treatment. J. Inherit. Metab. Dis. 36, 63–73 (2013).

33. Misra, H. S., Rajpurohit, Y. S. & Khairnar, N. P. Pyrroloquinoline-quinone and its versatile roles in biological processes. Journal of Biosciences vol. 37 313–325 (2012).

34. Parikh, S. et al. Diagnosis and management of mitochondrial disease: A consensus statement from the Mitochondrial Medicine Society. Genetics in Medicine vol. 17 689–701 (2015).

35. Tian, G. et al. Ubiquinol-10 supplementation activates mitochondria functions to decelerate senescence in senescence-accelerated mice. Antioxidants Redox Signal. 20, 2606–2620 (2014).

36. Marcoff, L. & Thompson, P. D. The Role of Coenzyme Q10 in Statin-Associated Myopathy. A Systematic Review. Journal of the American College of Cardiology vol. 49 2231–2237 (2007).

37. Sims, C. A. et al. Nicotinamide mononucleotide preserves mitochondrial function and increases survival in hemorrhagic shock. JCI insight 3, (2018).

38. Eckert, G. P. et al. Plant derived omega-3-fatty acids protect mitochondrial function in the brain. Pharmacol. Res. 61, 234–241 (2010).

39. de Oliveira, M. R., Jardim, F. R., Setzer, W. N., Nabavi, S. M. & Nabavi, S. F. Curcumin, mitochondrial biogenesis, and mitophagy: Exploring recent data and indicating future needs. Biotechnology Advances vol. 34 813–826 (2016).

40. Oliviero, F. et al. FRI0036 Epigallocatechin gallate modulates SIRT1 expression in CPP crystal-induced inflammation. Ann. Rheum. Dis. 71, 321.3-322 (2013).

41. Singh, B., Schoeb, T. R., Bajpai, P., Slominski, A. & Singh, K. K. Reversing wrinkled skin and hair loss in mice by restoring mitochondrial function. Cell Death Dis. 9, 1–14 (2018).

42. Kervezee, L., Cuesta, M., Cermakian, N. & Boivin, D. B. Simulated night shift work induces circadian misalignment of the human peripheral blood mononuclear cell transcriptome. Proc. Natl. Acad. Sci. U. S. A. 115, 5540–5545 (2018).

43. Wolff, G. L., Kodell, R. L., Moore, S. R. & Cooney, C. A. Maternal epigenetics and methyl supplements affect agouti gene expression in A vy /a mice . FASEB J. 12, 949–957 (1998).

44. Wilke, B. C. et al. Selenium, glutathione peroxidase (GSH-Px) and lipid peroxidation products before and after selenium supplementation. Clin. Chim. Acta 207, 137–142 (1992).

45. Piper, J. T. et al. Mechanisms of anticarcinogenic properties of curcumin: The effect of curcumin on glutathione linked detoxification enzymes in rat liver. Int. J. Biochem. Cell Biol. 30, 445–456 (1998).

46. Hanif, R., Qiao, L., Shiff, S. J. & Rigas, B. Curcumin, a natural plant phenolic food additive, inhibits cell proliferation and induces cell cycle changes in

colon adenocarcinoma cell lines by a prostaglandin-independent pathway. J. Lab. Clin. Med. 130, 576–584 (1997).

47. Ornish, D. et al. Intensive lifestyle changes may affect the progression of prostate cancer. J. Urol. 174, 1065–1070 (2005).

48. Hever, J. & Cronise, R. J. Plant-based nutrition for healthcare professionals: implementing diet as a primary modality in the prevention and treatment of chronic disease. J. Geriatr. Cardiol. 14, 355–368 (2017).

49. Wang, J. et al. Epigenetic modulation of inflammation and synaptic plasticity promotes resilience against stress in mice. Nat. Commun. 9, (2018).

50. Kim, M. et al. Comparison of Blueberry (Vaccinium spp.) and Vitamin C via Antioxidative and Epigenetic Effects in Human. J. Cancer Prev. 22, 174–181 (2017).

51. Lindholm, M. The search for human skeletal muscle memory exercise effects on the transcriptome and epigenome. (Karolinska Institutet, 2015).

52. Krautkramer, K. A. et al. Diet-Microbiota Interactions Mediate Global Epigenetic Programming in Multiple Host Tissues. Mol. Cell 64, 982–992 (2016).

53. Levy, M., Thaiss, C. A. & Elinav, E. Metabolites: messengers between the microbiota and the immune system. Genes Dev. 30, 1589–97 (2016).

54. Levy, M., Blacher, E. & Elinav, E. Microbiome, metabolites and host immunity. Current Opinion in Microbiology vol. 35 8–15 (2017).

55. Szentirmai, É., Millican, N. S., Massie, A. R. & Kapás, L. Butyrate, a metabolite of intestinal bacteria, enhances sleep. Sci. Rep. 9, 1–9 (2019).

56. Biology of Aging Lotta Granholm Center on Aging MUSC. - ppt download. https://slideplayer.com/slide/4651714/.

57. Østhus, I. B. Ø. et al. Telomere length and long-term endurance exercise: does exercise training affect biological age? A pilot study. PLoS One 7, e52769 (2012).

58. Tawani, A. & Kumar, A. Structural Insight into the interaction of Flavonoids with Human Telomeric Sequence. Sci. Rep. 5, 1–13 (2015).

59. Guasch-Ferré, M. et al. Olive oil intake and risk of cardiovascular disease and mortality in the PREDIMED Study. BMC Med. 12, 78 (2014).

60. Covas, M. I. Olive oil and the cardiovascular system. Pharmacological Research vol. 55 175–186 (2007).

61. Tucker, L. A. Consumption of nuts and seeds and telomere length in 5,582 men and women of the National Health and Nutrition Examination Survey (NHANES). J. Nutr. Heal. Aging 21, 233–240 (2017).

62. Guasch-Ferré, M. et al. Frequency of nut consumption and mortality risk in the PREDIMED nutrition intervention trial. BMC Med. 11, 164 (2013).

63. Callaway, E. Telomerase reverses ageing process. Nature (2010) doi:10.1038/news.2010.635.

64. Bickforb, P. C. et al. Nutraceuticals synergistically promote proliferation of human stem cells. Stem Cells Dev.

15, 118–123 (2006).

65. Wolf, I. et al. Klotho: A tumor suppressor and a modulator of the IGF-1 and FGF pathways in human breast cancer. Oncogene 27, 7094–7105 (2008).

66. Delcroix, V. et al. The role of the anti-aging protein klotho in IGF-1 signaling and reticular calcium leak: Impact on the chemosensitivity of dedifferentiated liposarcomas. Cancers (Basel). 10, (2018).

67. MacAluso, F. & Myburgh, K. H. Current evidence that exercise can increase the number of adult stem cells. J. Muscle Res. Cell Motil. 33, 187–198 (2012).

68. Blackmore, D. G., Golmohammadi, M. G., Large, B., Waters, M. J. & Rietze, R. L. Exercise increases neural stem cell number in a growth hormone-dependent manner, augmenting the regenerative response in aged mice. Stem Cells 27, 2044–2052 (2009).

69. Ceccarelli, G., Benedetti, L., Arcari, M. L., Carubbi, C. & Galli, D. Muscle stem cell and physical activity: What point is the debate at? Open Medicine (Poland) vol. 12 144–156 (2017).

70. Effect of exercise on stem cells. https://www.brighton.ac.uk/crmd/what-we-do/research-projects/effect-of-exercise-on-stem-cells.aspx.

71. Exercise boosts health by influencing stem cells to become bone, not fat, researchers find. https://phys.org/news/2011-09-boosts-health-stem-cells-bone.html.

72. Buettner, D. & Skemp, S. Blue Zones: Lessons From the World's Longest Lived. American Journal of Lifestyle Medicine vol. 10 318–321 (2016).

73. Babu, P. V. A., Sabitha, K. E. & Shyamaladevi, C. S. Effect of green tea extract on advanced glycation and cross-linking of tail tendon collagen in streptozotocin induced diabetic rats. Food Chem. Toxicol. 46, 280–285 (2008).

74. Jariyapamornkoon, N., Yibchok-anun, S. & Adisakwattana, S. Inhibition of advanced glycation end products by red grape skin extract and its antioxidant activity. BMC Complement. Altern. Med. 13, 171 (2013).

75. Holzenberger, M. et al. IGF-1 receptor regulates lifespan and resistance to oxidative stress in mice. Nature 421, 182–187 (2003).

76. Junnila, R.K., List, E.O., Berryman, D.E., Murrey, J.W. & Kopchick, J.J. The GH/IGF-1 axis in ageing & longevity. Nature Reviews Endocrin. vol. 9 366–376 (2013).

77. (PDF) Prebiotic foods in association with plasma levels of IGF-1 and IGFBP-3 in breast cancer patients. https://www.researchgate.net/publication/278405307_Prebiotic_foods_in_association_with_plasma_levels_of_IGF-1_and_IGFBP-3_in_breast_cancer_patients.

78. Viollet, B. et al. Cellular and molecular mechanisms of metformin: An overview. Clinical Science vol. 122 253–270 (2012).

79. Barzilai, N., Crandall, J. P., Kritchevsky, S. B. & Espeland, M. A. Metformin as a Tool to Target Aging. Cell Metabolism vol. 23 1060–1065 (2016).

80. Konopka, A. R. et al. Metformin inhib-

its mitochondrial adaptations to aerobic exercise training in older adults. *Aging Cell 18,* (2019).

81. Aroda, V. R. et al. Long-term metformin use and vitamin B_{12} deficiency in the diabetes prevention program outcomes study. *J. Clin. Endocrinol. Metab. 101, 1754–1761* (2016).

82. Yin, J., Xing, H. & Ye, J. Efficacy of berberine in patients with type 2 diabetes mellitus. *Metabolism. 57, 712–717* (2008).

83. Ma, X. et al. The Pathogenesis of Diabetes Mellitus by Oxidative Stress and Inflammation: Its Inhibition by Berberine. *Front. Pharmacol. 9, 782* (2018).

84. Sabatini, D. M. Twenty-five years of mTOR: Uncovering the link from nutrients to growth. *Proceedings of the National Academy of Sciences of the United States of America vol. 114 11818–11825* (2017).

85. 3 Relatively Unknown Protein-Related Problems (And How to Fix Them) - UC Davis. *https://ucdintegrativemedicine.com/ 2016/10/3-relatively-unknown-protein-related-problems-fix/#gs.5x662i.*

86. Uh, D. et al. Dehydroepiandrosterone sulfate level varies nonlinearly with symptom severity in major depressive disorder. *Clin. Psychopharmacol. Neurosci. 15, 163–169* (2017).

87. Arlt, W. Dehydroepiandrosterone and ageing. *Best Pract. Res. Clin. Endocrinol. Metab. 18, 363–380* (2004).

88. De Groot, S., Pijl, H., Van Der Hoeven, J. J. M. & Kroep, J. R. Effects of short-term fasting on cancer treatment. *Journal of Experimental and Clinical Cancer Research vol. 38* (2019).

89. Richter, E. A. & Ruderman, N. B. AMPK and the biochemistry of exercise: Implications for human health and disease. *Biochemical Journal vol. 418 261–275* (2009).

90. Hardie, D. G. Energy sensing by the AMP-activated protein kinase and its effects on muscle metabolism. in *Proceedings of the Nutrition Society vol. 70 92–99* (2011).

91. Chang, H. C. & Guarente, L. SIRT1 and other sirtuins in metabolism. *Trends in Endocrinology and Metabolism vol. 25 138–145* (2014).

92. Stead, E. R. et al. Agephagy – Adapting Autophagy for Health During Aging. *Frontiers in Cell and Developmental Biology vol. 7* (2019).

93. Logan, J. Dyslexic entrepreneurs: the incidence; their coping strategies and their business skills. *Dyslexia 15, 328–346* (2009).

94. Van Cauter, E. & Plat, L. Physiology of growth hormone secretion during sleep. in *Journal of Pediatrics vol. 128* (J Pediatr, 1996).

95. Cauter, E. Van et al. A quantitative estimation of growth hormone secretion in normal man: Reproducibility and relation to sleep and time of day. *J. Clin. Endocrinol. Metab. 74, 1441–1450* (1992).

96. Wahl, P., Zinner, C., Achtzehn, S., Bloch, W. & Mester, J. Effect of high- and low-intensity exercise and metabolic acidosis on levels of GH, IGF-I, IGFBP-3 and cortisol. *Growth Horm. IGF Res. 20, 380–385* (2010).

97. Leppäluoto, J. et al. Endocrine effects of repeated sauna bathing. Acta Physiol. Scand. 128, 467–70 (1986).

98. Rando, T. A. & Chang, H. Y. Aging, rejuvenation, and epigenetic reprogramming: Resetting the aging clock. Cell vol. 148 46–57 (2012).

99. Kaufman, R. J. et al. The unfolded protein response in nutrient sensing and differentiation. Nature Reviews Molecular Cell Biology vol. 3 411–421 (2002).

100. Stefani, M. & Rigacci, S. Protein folding and aggregation into amyloid: The interference by natural phenolic compounds. International Journal of Molecular Sciences vol. 14 12411–12457 (2013).

101. Moura, C. S., Lollo, P. C. B., Morato, P. N. & Amaya-Farfan, J. Dietary nutrients and bioactive substances modulate heat shock protein (HSP) expression: A review. Nutrients vol. 10 (2018).

102. Giunta, B. et al. Fish oil enhances anti-amyloidogenic properties of green tea EGCG in Tg2576 mice. Neurosci. Lett. 471, 134–138 (2010).

103. Yang, F. et al. Curcumin inhibits formation of amyloid β oligomers and fibrils, binds plaques, and reduces amyloid in vivo. J. Biol. Chem. 280, 5892–5901 (2005).

104. Maiti, P., Manna, J., Veleri, S., Frautschy, S. Molecular Chaperone Dysfunction in Neurodegenerative Diseases and Effects of Curcumin. Biomed Res. Int. (2014).

105. Calapai, G. et al. A randomized, double-blinded, clinical trial on effects of a Vitis vinifera extract on cognitive function in healthy older adults. Front. Pharmacol. 8, (2017).

106. Allam, F. et al. Grape Powder Supplementation Prevents Oxidative Stress–Induced Anxiety-Like Behavior, Memory Impairment, and High Blood Pressure in Rats. J. Nutr. 143, 835–842 (2013).

107. Sano, A. et al. Beneficial effects of grape seed extract on malondialdehyde-modified LDL. J. Nutr. Sci. Vitaminol. (Tokyo). 53, 174–182 (2007).

108. Bagchi, D. et al. Molecular mechanisms of cardioprotection by a novel grape seed proanthocyanidin extract. in Mutation Research - Fundamental and Molecular Mechanisms of Mutagenesis vols 523–524 87–97 (Elsevier, 2003).

109. Lupoli, R. et al. Impact of Grape Products on Lipid Profile: A Meta-Analysis of Randomized Controlled Studies. J. Clin. Med. 9, 313 (2020).

110. Derry, M., Raina, K., Agarwal, R. & Agarwal, C. Differential effects of grape seed extract against human colorectal cancer cell lines: The intricate role of death receptors and mitochondria. Cancer Lett. 334, 69–78 (2013).

111. Liu, Y. et al. Gallic acid is the major component of grape seed extract that inhibits amyloid fibril formation. Bioorganic Med. Chem. Lett. 23, 6336–6340 (2013).

112. Jayamani, J. & Shanmugam, G. Gallic acid, one of the components in many

plant tissues, is a potential inhibitor for insulin amyloid fibril formation. *Eur. J. Med. Chem.* 85, 352–8 (2014).

113. Kim, H. et al. Effects of naturally occurring compounds on fibril formation and oxidative stress of β-amyloid. *J. Agric. Food Chem.* 53, 8537–8541 (2005).

114. Berr, C. et al. Olive oil and cognition: Results from the three-city study. *Dement. Geriatr. Cogn. Disord.* 28, 357–364 (2009).

115. Mazza, E. et al. Effect of the replacement of dietary vegetable oils with a low dose of extravirgin olive oil in the Mediterranean Diet on cognitive functions in the elderly. *J. Transl. Med.* 16, 10 (2018).

116. Barbaro, B. et al. Effects of the olive-derived polyphenol oleuropein on human health. *International Journal of Molecular Sciences* vol. 15 18508–18524 (2014).

117. Chaudhuri, T. K. & Paul, S. Protein-misfolding diseases and chaperone-based therapeutic approaches. *FEBS Journal* vol. 273 1331–1349 (2006).

118. Agorogiannis, E. I., Agorogiannis, G. I., Papadimitriou, A. & Hadjigeorgiou, G. M. Protein misfolding in neurodegenerative diseases. *Neuropathology and Applied Neurobiology* vol. 30 215–224 (2004).

119. Morton, J. P., Kayani, A. C., McArdle, A. & Drust, B. The Exercise-Induced stress response of skeletal muscle, with specific emphasis on humans. *Sports Medicine* vol. 39 643–662 (2009).

120. Laukkanen, T., Khan, H., Zaccardi, F. & Laukkanen, J. A. Association between sauna bathing and fatal cardiovascular and all-cause mortality events. *JAMA Intern. Med.* 175, 542–548 (2015).

121. Freitas-Rodríguez, S., Folgueras, A. R. & López-Otín, C. The role of matrix metalloproteinases in aging: Tissue remodeling and beyond. *Biochimica et Biophysica Acta - Molecular Cell Research* vol. 1864 2015–2025 (2017).

122. Itoh, Y. & Nagase, H. Matrix metalloproteinases in cancer. *Essays Biochem.* 38, 21–36 (2002).

123. Quintero-Fabián, S. et al. Role of Matrix Metalloproteinases in Angiogenesis and Cancer. *Frontiers in Oncology* vol. 9 1370 (2019).

124. Piperigkou, Z., Manou, D., Karamanou, K. & Theocharis, A. D. Strategies to target matrix metalloproteinases as therapeutic approach in cancer. in *Methods in Molecular Biology* vol. 1731 325–348 (Humana Press Inc., 2018).

125. Gupta, P. Natural Products as Inhibitors of Matrix Metalloproteinases. *Nat Prod Chem Res* 4: e114. References 1. Nagese H, Woessner JF (1999) Matrix Metalloproteinases. *J. Biol. Chem.* 4, 21491–21494 (2016).

126. Mukherjee, P. K., Maity, N., Nema, N. K. & Sarkar, B. K. Natural matrix metalloproteinase inhibitors: Leads from herbal resources. in *Studies in Natural Products Chemistry* vol. 39 91–113 (Elsevier B.V., 2013).

127. Zhang, C. & Kim, S. K. Matrix metal-

loproteinase inhibitors (MMPIs) from marine natural products: The current situation and future prospects. Marine Drugs vol. 7 71–84 (2009).

128. Thaiss, C. A., Zmora, N., Levy, M. & Elinav, E. The microbiome and innate immunity. Nature vol. 535 65–74 (2016).

129. Foster, J. A. & McVey Neufeld, K. A. Gut-brain axis: How the microbiome influences anxiety and depression. Trends in Neurosciences vol. 36 305–312 (2013).

130. Microbes Help Produce Serotonin in Gut | www.caltech.edu. https://www.caltech.edu/about/news/microbes-help-produce-serotonin-gut-46495.

131. The Brain-Gut Connection | Johns Hopkins Medicine. https://www.hopkinsmedicine.org/health/wellness-and-prevention/the-brain-gut-connection.

132. Deng, F., Li, Y. & Zhao, J. The gut microbiome of healthy long-living people. Aging vol. 11 289–290 (2019).

133. Leaky gut: What is it, and what does it mean for you? - Harvard Health Blog - Harvard Health Publishing. https://www.health.harvard.edu/blog/leaky-gut-what-is-it-and-what-does-it-mean-for-you-2017092212451.

134. Do, M. H., Lee, E., Oh, M. J., Kim, Y. & Park, H. Y. High-glucose or-fructose diet cause changes of the gut microbiota and metabolic disorders in mice without body weight change. Nutrients 10, (2018).

135. Allen, R. J. & Waclaw, B. Bacterial growth: a statistical physicist's guide. Rep. Prog. Phys. 82, 016601 (2019).

136. Shane, A. L. Missing Microbes: How the Overuse of Antibiotics Is Fueling Our Modern Plagues. Emerg. Infect. Dis. 20, 1961–1961 (2014).

137. 'Missing Microbes': How Antibiotics Can Do Harm - The New York Times. https://www.nytimes.com/2014/04/29/health/missing-microbes-how-antibiotics-can-do-harm.html.

138. Lach, G., Schellekens, H., Dinan, T. G. & Cryan, J. F. Anxiety, Depression, and the Microbiome: A Role for Gut Peptides. Neurotherapeutics vol. 15 36–59 (2018).

139. Peirce, J. M. & Alviña, K. The role of inflammation and the gut microbiome in depression and anxiety. Journal of Neuroscience Research vol. 97 1223–1241 (2019).

140. Rieder, R., Wisniewski, P. J., Alderman, B. L. & Campbell, S. C. Microbes and mental health: A review. Brain, Behavior, and Immunity vol. 66 9–17 (2017).

141. Bruce-Keller, A. J., Salbaum, J. M. & Berthoud, H. R. Harnessing Gut Microbes for Mental Health: Getting From Here to There. Biological Psychiatry vol. 83 214–223 (2018).

142. Pinto-Sanchez, M. I. et al. Probiotic Bifidobacterium longum NCC3001 Reduces Depression Scores and Alters Brain Activity: A Pilot Study in Patients With Irritable Bowel Syndrome. Gastroenterology 153, 448-459.e8 (2017).

143. Akbari, E. et al. Effect of probiot-

ic supplementation on cognitive function and metabolic status in Alzheimer's disease: A randomized, double-blind and controlled trial. Front. Aging Neurosci. 8, (2016).

144. Parkinson's Disease Linked to Microbiome | www.caltech.edu. https://www.caltech.edu/about/news/parkinsons-disease-linked-microbiome-53109.

145. Rao, A. V. et al. A randomized, double-blind, placebo-controlled pilot study of a probiotic in emotional symptoms of chronic fatigue syndrome. Gut Pathog. 1, 6 (2009).

146. Kuenzig, M. E., Bishay, K., Leigh, R., Kaplan, G. G. & Benchimol, E. I. Co-occurrence of Asthma and the Inflammatory Bowel Diseases: A Systematic Review and Meta-analysis. Clinical and Translational Gastroenterology vol. 9 (2018).

147. Miller, L. E., Lehtoranta, L. & Lehtinen, M. J. Short-term probiotic supplementation enhances cellular immune function in healthy elderly: systematic review and meta-analysis of controlled studies. Nutrition Research vol. 64 1–8 (2019).

148. Jäger, R., Purpura, M., Farmer, S., Cash, H. A. & Keller, D. Probiotic Bacillus coagulans GBI-30, 6086 improves protein absorption and utilization. Probiotics Antimicrob. Proteins 10, 611–615 (2018).

149. Wang, L. et al. The effects of probiotics on total cholesterol. Med. (United States) 97, (2018).

150. Khanna, S. et al. Changes in microbial ecology after fecal microbiota transplantation for recurrent C. difficile infection affected by underlying inflammatory bowel disease. Microbiome 5, 1–8 (2017).

151. Weingarden, A. et al. Dynamic changes in short- and long-term bacterial composition following fecal microbiota transplantation for recurrent Clostridium difficile infection. Microbiome 3, 10 (2015).

152. Górska, A., Przystupski, D., Niemczura, M. J. & Kulbacka, J. Probiotic Bacteria: A Promising Tool in Cancer Prevention and Therapy. Current Microbiology vol. 76 939–949 (2019).

153. Collins, F. L., Rios-Arce, N. D., Schepper, J. D., Parameswaran, N. & McCabe, L. R. The Potential of Probiotics as a Therapy for Osteoporosis. Microbiol. Spectr. 5, (2017).

154. Lambert, M. N. T. et al. Combined bioavailable isoflavones and probiotics improve bone status and estrogen metabolism in postmenopausal osteopenic women: A randomized controlled trial. Am. J. Clin. Nutr. 106, 909–920 (2017).

155. Wang, J. et al. Modulation of gut microbiota during probiotic-mediated attenuation of metabolic syndrome in high fat diet-fed mice. ISME J. 9, 1–15 (2014).

156. Sanchez, M. et al. Effect of Lactobacillus rhamnosus CGMCC1.3724 supplementation on weight loss and maintenance in obese men and women. Br. J. Nutr. 111, 1507–1519 (2014).

157. Zhang, Q., Wu, Y. & Fei, X. Effect

of probiotics on body weight and body-mass index: a systematic review and meta-analysis of randomized, controlled trials. Int. J. Food Sci. Nutr. 67, 571–580 (2016).

158. *Exercise boosts well-being by improving gut health.* https://www.medicalnewstoday.com/articles/324465#1.

159. *Montecino-Rodriguez, E., Berent-Maoz, B. & Dorshkind, K. Causes, consequences, and reversal of immune system aging. Journal of Clinical Investigation vol. 123 958–965 (2013).*

160. *2009 Swine-Flu Death Toll 10 Times Higher Than Thought | Live Science.* https://www.livescience.com/41539-2009-swine-flu-death-toll-higher.html.

161. *Micronutrients have major impact on health - Harvard Health.* https://www.health.harvard.edu/staying-healthy/micronutrients-have-major-impact-on-health.

162. *Bou Ghanem, E. N. et al. The α-Tocopherol Form of Vitamin E Reverses Age-Associated Susceptibility to Streptococcus pneumoniae Lung Infection by Modulating Pulmonary Neutrophil Recruitment. J. Immunol. 194, 1090–1099 (2015).*

163. *Muriach, M. et al. Lutein prevents the effect of high glucose levels on immune system cells in vivo and in vitro. J. Physiol. Biochem. 64, 149–157 (2008).*

164. *Immunomodulation and Anti-Inflammatory Effects of Garlic Compounds.*

https://www.ncbi.nlm.nih.gov/pmc/articles/PMC4417560/.

165. *Lee, G. Y. & Han, S. N. Role of vitamin E in immunity. Nutrients vol. 10 (2018).*

166. *Guggenheim, A. G., Wright, K. M. & Zwickey, H. L. Immune modulation from five major mushrooms: Application to integrative oncology. Integrative Medicine (Boulder) vol. 13 32–44 (2014).*

167. *Fucoidan | Memorial Sloan Kettering Cancer Center.* https://www.mskcc.org/cancer-care/integrative-medicine/herbs/fucoidan#msk_professional.

168. *Luthuli, S. et al. Therapeutic effects of fucoidan: A review on recent studies. Marine Drugs vol. 17 (2019).*

169. *Vetvicka, V., Vannucci, L., Sima, P. & Richter, J. Beta glucan: Supplement or drug? From laboratory to clinical trials. Molecules vol. 24 (2019).*

170. *Geller, A., Shrestha, R. & Yan, J. Yeast-derived β-glucan in cancer: Novel uses of a traditional therapeutic. Int Journal of Molecular Sciences vol. 20 (2019).*

171. *Hong, F. et al. Mechanism by Which Orally Administered β-1,3-Glucans Enhance the Tumoricidal Activity of Antitumor Monoclonal Antibodies in Murine Tumor Models. J. Immunol. 173, 797–806 (2004).*

172. *Postirradiation Glucan Administration Enhances the Radioprotective Effects of WR-2721 - PubMed.* https://pubmed.ncbi.nlm.nih.gov/2536480/.

173. *Survival Enhancement and Hemopoietic Regeneration Following Radiation Exposure: Therapeutic Approach Using Glucan and Granulocyte Colony-Stimulating Factor - PubMed.* https://pubmed.ncbi.nlm.nih.gov/1697806/.

174. *β-Glucan Functions as an Adjuvant for Monoclonal Antibody Immunotherapy by Recruiting Tumoricidal Granulocytes as Killer Cells | Cancer Research.* https://cancerres.aacrjournals.org/content/63/24/9023.

175. Hardy, H., Harris, J., Lyon, E., Beal, J. & Foey, A. D. *Probiotics, prebiotics and immunomodulation of gut mucosal defences: Homeostasis and immunopathology.* Nutrients vol. 5 1869–1912 (2013).

176. Miller, M. B. & Bassler, B. L. *Quorum Sensing in Bacteria.* Annu. Rev. Microbiol. 55, 165–199 (2001).

177. Reading, N. C. & Sperandio, V. *Quorum sensing: The many languages of bacteria.* FEMS Microbiology Letters vol. 254 1–11 (2006).

178. Brackman, G., Cos, P., Maes, L., Nelis, H. J. & Coenye, T. *Quorum sensing inhibitors increase the susceptibility of bacterial biofilms to antibiotics in vitro and in vivo.* Antimicrob. Agents Chemother. 55, 2655–2661 (2011).

179. Castillo-Quan, J. I., Kinghorn, K. J. & Bjedov, I. *Genetics and Pharmacology of Longevity: Road to Therapeutics for Healthy Aging.* Adv. Genet. 90, 1–101 (2015).

180. Brower, V. *Mind-body research moves towards the mainstream. Mounting evidence for the role of the mind in disease and healing is leading to a greater acceptance of mind-body medicine.* EMBO Rep. 7, 358–361 (2006).

181. *Longevity Increased by Positive Self-Perceptions of Aging-PubMed.* https://pubmed.ncbi.nlm.nih.gov/12150226/.

182. Wikgren, M. et al. *Short telomeres in depression and the general population are associated with a hypocortisolemic state.* Biol. Psychiatry 71, 294–300 (2012).

183. *Depression and chronic stress accelerates aging—ScienceDaily.* https://www.sciencedaily.com/releases/2011/11/111109093729.htm.

184. Barton, J. & Pretty, J. *What is the best dose of nature and green exercise for improving mental health- A multi-study analysis.* Environ. Sci. Technol. 44, 3947–3955 (2010).

185. Davis, D. M. & Hayes, J. A. *What Are the Benefits of Mindfulness? A Practice Review of Psychotherapy-Related Research.* Psychotherapy vol. 48 198–208 (2011).

186. Epel, E., Daubenmier, J., Moskowitz, J.T., Folkman, S. & Blackburn, E. *Can meditation slow rate of cellular aging? Cognitive stress, mindfulness, and telomeres.* In Annals of the New York Academy of Sciences vol. 1172 34-53 (Blackwell Publishing Inc., 2009).

187. Michael Mosley: 'Forget walking

10,000 steps a day' - BBC News.
https://www.bbc.co.uk/news/
health-42864061.

188. Gleeson, M. Immune system adaptation in elite athletes. Current Opinion in Clinical Nutrition and Metabolic Care vol. 9 659–665 (2006).

189. Malm, C. Susceptibility to infections in elite athletes: The S-curve. Scandinavian Journal of Medicine and Science in Sports vol. 16 4–6 (2006).

190. Tabara, Y. et al. Association of postural instability with asymptomatic cerebrovascular damage and cognitive decline: The japan shimanami health promoting program study. Stroke 46, 16–22 (2015).

191. How To Improve Your Balance | Memory Foundation.
https://www.memory.foundation/2015/05/18/how-to-improve-your-balance/.

192. Barbara Springer, C. A., Raul Marin, C., Cyhan, T. & Springer, B. A. Normative Values for the Unipedal Stance Test with Eyes Open and Closed. Journal of Geriatric Physical Therapy vol. 30.

193. Kubota, Y., Alonso, A., Shah, A. M., Chen, L. Y. & Folsom, A. R. Television watching as sedentary behavior and atrial fibrillation: The atherosclerosis risk in communities study. J. Phys. Act. Heal. 15, 895–899 (2018).

194. Every hour of TV watching shortens life by 22 minutes - Telegraph.
https://www.telegraph.co.uk/news/health/news/8702101/Every-hour-of-TV-watching-shortens-life-by-22-minutes.html.

195. Feinman, R. D. & Fine, E. J. 'A calorie is a calorie' violates the second law of thermodynamics. Nutrition Journal vol. 3 9 (2004).

196. Feinman, R. D. & Fine, E. J. Thermodynamics and Metabolic Advantage of Weight Loss Diets. Metab. Syndr. Relat. Disord. 1, 209–219 (2003).

197. Jakubowicz, D., Barnea, M., Wainstein, J. & Froy, O. High Caloric intake at breakfast vs. dinner differentially influences weight loss of overweight and obese women. Obesity 21, 2504–2512 (2013).

198. Raynor, H. A., Li, F. & Cardoso, C. Daily pattern of energy distribution and weight loss. Physiol. Behav. 192, 167–172 (2018).

199. Kahleova, H., Lloren, J. I., Mashchak, A., Hill, M. & Fraser, G. E. Meal Frequency and Timing Are Associated with Changes in Body Mass Index in Adventist Health Study 2. J. Nutr. 147, jn244749 (2017).

200. Colman, R. J. et al. Caloric restriction delays disease onset and mortality in rhesus monkeys. Science (80-.). 325, 201–204 (2009).

201. Calorie Restriction and Fasting Diets: What Do We Know? | National Institute on Aging.
https://www.nia.nih.gov/health/calorie-restriction-and-fasting-diets-what-do-we-know.

202. Part 6: Diet - NHS Digital.
https://digital.nhs.uk/data-and-information/publications/statistical/statistics-on-obesity-physical-activity-and-diet/statistics-on-obesity-physical-activity-and-diet-

england-2019/part-6-diet.

203. American Cancer Society Guidelines on Nutrition and Physical Activity for Cancer Prevention Summary of the ACS Guidelines on Nutrition and Physical Activity. doi:10.3322/caac.20140/full.

204. Fruit and vegetable intake and the risk of cardiovascular disease, total cancer and all-cause mortality | Int J. of Epidemiology | Oxford Academic. https://academic.oup.com/ije/article/46/3/1029/3039477.

205. Forget five a day, eat 10 portions of fruit and veg to cut risk of early death | Society | The Guardian https://www.theguardian.com/society/2017/feb/23/five-day-10-portions-fruit-veg-cut-early-death.

206. Anti-inflammatory Properties of Curcumin, a Major Constituent of Curcuma Longa: A Review of Preclinical and Clinical Research - PubMed. https://pubmed.ncbi.nlm.nih.gov/19594223/.

207. Biswas, S. K., McClure, D., Jimenez, L. A., Megson, I. L. & Rahman, I. Curcumin induces glutathione biosynthesis & inhibits NF-κB activation and interleukin-8 release in alveolar epithelial cells: Mechanism of free radical scavenging activity. Antioxidants and Redox Signaling vol. 7 32–41 (2005).

208. Wongcharoen, W. & Phrommintikul, A. The protective role of curcumin in cardiovascular diseases. Int Journal of Cardiology vol. 133 145–151 (2009).

209. Usharani, P., Mateen, A. A., Naidu, M. U. R., Raju, Y. S. N. & Chandra, N. Effect of NCB-02, Atorvastatin and Placebo on Endothelial Function, Oxidative Stress and Inflammatory Markers in Patients with Type 2 Diabetes Mellitus: A Randomized, Parallel-Group, Placebo-Controlled, 8-Week Study. Drugs R D 9, 243–250 (2008).

210. Sanmukhani, J. et al. Efficacy and safety of curcumin in major depressive disorder: A randomized controlled trial. Phyther. Res. 28, 579–585 (2014).

211. Chandran, B. & Goel, A. A randomized, pilot study to assess the efficacy and safety of curcumin in patients with active rheumatoid arthritis. Phyther. Res. 26, 1719–1725 (2012).

212. Sikora, E., Bielak-Zmijewska, A., Mosieniak, G. & Piwocka, K. The Promise of Slow Down Ageing May Come from Curcumin. Curr. Pharm. Des. 16, 884–892 (2010).

213. Shoba, G. et al. Influence of piperine on the pharmacokinetics of curcumin in animals and human volunteers. Planta Med. 64, 353–356 (1998).

214. Ogunleye, A. A., Xue, F. & Michels, K. B. Green tea consumption and breast cancer risk or recurrence: A meta-analysis. Breast Cancer Res. Treat. 119, 477–484 (2010).

215. Green Tea Consumption and Prostate Cancer Risk in Japanese Men: A Prospective Study | American

Journal of Epidemiology | Oxford Academic. https://academic.oup.com/aje/article/167/1/71/185454.

216. Weinreb, O., Mandel, S., Amit, T. & Youdim, M. B. H. Neurological mechanisms of green tea polyphenols in Alzheimer's and Parkinson's diseases. *Journal of Nutritional Biochemistry* vol. 15 506–516 (2004).

217. Mandel, S. A., Amit, T., Weinreb, O., Reznichenko, L. & Youdim, M. B. H. Simultaneous manipulation of multiple brain targets by green tea catechins: A potential neuroprotective strategy for Alzheimer and Parkinson diseases. *CNS Neuroscience and Therapeutics* vol. 14 352–365 (2008).

218. The Neuropharmacology of L-theanine(N-ethyl-L-glutamine): A Possible Neuroprotective and Cognitive Enhancing Agent - PubMed. https://pubmed.ncbi.nlm.nih.gov/17182482/.

219. Huxley, R. et al. Coffee, decaffeinated coffee, and tea consumption in relation to incident type 2 diabetes mellitus: A systematic review with meta-analysis. *Archives of Internal Medicine* vol. 169 2053–2063 (2009).

220. Liu, K. et al. Effect of green tea on glucose control and insulin sensitivity: a meta-analysis of 17 randomized controlled trials. *Am. J. Clin. Nutr.* 98, 340–348 (2013).

221. Yokozawa, T. & Dong, E. Influence of green tea and its three major components upon low-density lipoprotein oxidation. *Exp. Toxicol. Pathol.* 49, 329–335 (1997).

222. Kuriyama, S. et al. Green tea consumption and mortality due to cardiovascular disease, cancer, and all causes in Japan: The Ohsaki study. *J. Am. Med. Assoc.* 296, 1255–1265 (2006).

223. Rauf, A. et al. Proanthocyanidins: A comprehensive review. *Biomedicine and Pharmacotherapy* vol. 116 108999 (2019).

224. Yang, J. & Xiao, Y. Y. Grape Phytochemicals and Associated Health Benefits. *Crit. Rev. Food Sci. Nutr.* 53, 1202–1225 (2013).

225. Park, E., Edirisinghe, I., Choy, Y. Y., Waterhouse, A. & Burton-Freeman, B. Effects of grape seed extract beverage on blood pressure and metabolic indices in individuals with pre-hypertension: A randomised, double-blinded, two-arm, parallel, placebo-controlled trial. *Br. J. Nutr.* 115, 226–238 (2016).

226. Prasad, R. & Katiyar, S. K. Grape seed proanthocyanidins inhibit migration potential of pancreatic cancer cells by promoting mesenchymal-to-epithelial transition and targeting NF-κB. *Cancer Lett.* 334, 118–126 (2013).

227. Lutein and Zeaxanthin in the Diet and Serum and Their Relation to Age-Related Maculopathy in the Third National Health and Nutrition Examination Survey - PubMed. https://pubmed.ncbi.nlm.nih.gov/11226974/.

228. Kim, J. E. et al. A Lutein-Enriched

Diet Prevents Cholesterol Accumu-
lation and Decreases Oxidized LDL
and Inflammatory Cytokines in the
Aorta of Guinea Pigs. J. Nutr. 141,
1458–1463 (2011).

229. Gammone, M. A., Riccioni, G. &
D'Orazio, N. Carotenoids: Potential
allies of cardiovascular health?
Food Nutr. Res. 59, (2015).

230. Assar, E. A., Vidalle, M. C., Chopra, M.
& Hafizi, S. Lycopene acts through
inhibition of IκB kinase to suppress
NF-κB signaling in human prostate
and breast cancer cells. Tumor Biol.
37, 9375–9385 (2016).

231. Giovannucci, E. A review of epidemi-
ologic studies of tomatoes, lycopene,
and prostate cancer. in Experimen-
tal Biology and Medicine vol. 227
852–859 (Exp Biol Med (Maywood),
2002).

232. Han, G. M., Meza, J. L., Soliman, G.
A., Islam, K. M. M. & Watanabe-Gal-
loway, S. Higher levels of serum
lycopene are associated with re-
duced mortality in individuals with
metabolic syndrome. Nutr. Res. 36,
402–407 (2016).

233. Soy Isoflavones | Linus Pauling
Institute | Oregon State University.
https://lpi.oregonstate.edu/mic/
dietary-factors/phytochemicals/
soy-isoflavones#cardiovascular-dis-
ease-prevention.

234. Banerjee, S., Li, Y., Wang, Z. & Sark-
ar, F. H. Multi-targeted therapy of
cancer by genistein. Cancer Letters
vol. 269 226–242 (2008).

235. Soy Isoflavones & Your Brain | Cog-
nitive Vitality | Alzheimer's Drug

Discovery Foundation.
https://www.alzdiscovery.org/
cognitive-vitality/ratings/soy-
isoflavones.

236. Alekseyenko, T. V. et al. Antitumor
and antimetastatic activity of fu-
coidan, a sulfated polysaccharide
isolated from the Okhotsk sea Fucus
evanescens brown alga. Bull. Exp.
Biol. Med. 143, 730–732 (2007).

237. Animal Data Shows Fisetin to be a
Surprisingly Effective Senolytic –
Fight Aging!
https://www.fightaging.org/
archives/2018/10/animal-
data-shows-fisetin-to-be-a-
surprisingly-effective-senolytic/.

238. Chuang, C. C. et al. Quercetin is
equally or more effective than
resveratrol in attenuating tumor
necrosis factor-α-mediated inflam-
mation and insulin resistance in
primary human adipocytes. Am. J.
Clin. Nutr. 92, 1511–1521 (2010).

239. Yang, F. et al. Quercetin in prostate
cancer: Chemotherapeutic and che-
mopreventive effects, mechanisms
and clinical application potential
(review). Oncol. Rep. 33, 2659–2668
(2015).

240. Talalay, P. Chemoprotection against
cancer by induction of Phase 2 en-
zymes. in BioFactors vol. 12 5–11
(IOS Press, 2000).

241. Shukla, S. & Gupta, S. Apigenin: A
promising molecule for cancer pre-
vention. Pharmaceutical Research
vol. 27 962–978 (2010).

242. Vitamin C Elevates Red Blood Cell
Glutathione in Healthy Adults -

PubMed. https://pubmed.ncbi.nlm.nih.gov/ 8317379/.

243. Semba, R. D. et al. Resveratrol levels and all-cause mortality in older community-dwelling adults. JAMA Intern. Med. 174, 1077–1084 (2014).

244. Salehi, B. et al. Resveratrol: A double-edged sword in health benefits. Biomedicines vol. 6 (2018).

245. Fiber-Rich Diet Linked to Longevity-Calorie Control Council. https://caloriecontrol.org/fiber-rich-diet-linked-to-longevity-2/.

246. Bollrath, J. & Powrie, F. Feed your Tregs more fiber. Science vol. 341 463–464 (2013).

247. Threapleton, D. E. et al. Dietary fibre intake and risk of cardiovascular disease: Systematic review and meta-analysis. BMJ (Online) vol. 347 (2013).

248. Morris, M. C. et al. MIND diet slows cognitive decline with aging. Alzheimer's Dement. 11, 1015–1022 (2015).

249. Galleano, M., Oteiza, P. I. & Fraga, C. G. Cocoa, chocolate, and cardiovascular disease. Journal of Cardiovascular Pharmacology vol. 54 483–490 (2009).

250. Latif, R. Health benefits of cocoa. Current Opinion in Clinical Nutrition and Metabolic Care vol. 16 669–674 (2013).

251. Bondonno, N. P. et al. Flavonoid intake is associated with lower mortality in the Danish Diet Cancer and Health Cohort. Nat. Commun. 10, (2019).

252. https://nutrishield.com/wp-content/uploads/2013/04/Vivacell-SummaryWeb.pdf.

253. Nasri, H., Baradaran, A., Shirzad, H. & Kopaei, M. R. New concepts in nutraceuticals as alternative for pharmaceuticals. Int. J. Prev. Med. 5, 1487–1499 (2014).

254. Leslie, W. & Hankey, C. Aging, Nutritional Status and Health. Healthcare 3, 648–658 (2015).

255. Lally, P., van Jaarsveld, C. H. M., Potts, H. W. W. & Wardle, J. How are habits formed: Modelling habit formation in the real world. Eur. J. Soc. Psychol. 40, 998–1009 (2010).

256. Bennett, D. A., Schneider, J. A., Bienias, J. L., Evans, D. A. & Wilson, R. S. Mild cognitive impairment is related to Alzheimer disease pathology and cerebral infarctions. Neurology 64, 834–841 (2005).

257. Kim, J., Basak, J. M. & Holtzman, D. M. The Role of Apolipoprotein E in Alzheimer's Disease. Neuron vol. 63 287–303 (2009).

258. Akiyama, H. et al. Inflammation and Alzheimer's disease. Neurobiology of Aging vol. 21 383–421 (2000).

259. Tang, W. J. Targeting Insulin-Degrading Enzyme to Treat Type 2 Diabetes Mellitus. Trends in Endocrinology and Metabolism vol. 27 24–34 (2016).

260. Sharma, S. K. et al. Insulin-degrading enzyme prevents α-synuclein fibril formation in a nonproteolytical manner. Sci. Rep. 5, (2015).

261. Sugar's 'tipping point' link to Alz-

heimer's disease revealed—Science-Daily. https://www.sciencedaily.com/releases/2017/02/170223124253.htm.

262. Zilliox, L. A., Chadrasekaran, K., Kwan, J. Y. & Russell, J. W. Diabetes and Cognitive Impairment. Current Diabetes Reports vol. 16 1–11 (2016).

263. Institute of Medicine Food Forum (US). Nutrition Concerns for Aging Populations. (2010).

264. Chai, G. S. et al. Betaine attenuates Alzheimer-like pathological changes and memory deficits induced by homocysteine. J. Neurochem. 124, 388–396 (2013).

265. Bathina, S. & Das, U. N. Brain-derived neurotrophic factor and its clinical Implications. Archives of Medical Science vol. 11 1164–1178 (2015).

266. Beilharz, J. E., Maniam, J. & Morris, M. J. Diet-induced cognitive deficits: The role of fat and sugar, potential mechanisms and nutritional interventions. Nutrients vol. 7 6719–6738 (2015).

267. Gomez-Pinilla, F. The influences of diet and exercise on mental health through hormesis. Ageing Research Reviews vol. 7 49–62 (2008).

268. Kivipelto, M. et al. Obesity and vascular risk factors at midlife and the risk of dementia and Alzheimer disease. Arch. Neurol. 62, 1556–1560 (2005).

269. Chang, L. W. Neurotoxic effects of mercury-A review. Environmental Research vol. 14 329–373 (1977).

270. Chung, R. T. M. Detoxification effects of phytonutrients against environmental toxicants and sharing of clinical experience on practical applications. Environ. Sci. Pollut. Res. 24, 8946–8956 (2017).

271. Gomm, W. et al. Association of proton pump inhibitors with risk of dementia: A pharmacoepidemiological claims data analysis. JAMA Neurol. 73, 410–416 (2016).

272. Woolley, C. S. Acute Effects of Estrogen on Neuronal Physiology. Annu. Rev. Pharmacol. Toxicol. 47, 657–680 (2007).

273. McEwen, B. et al. Tracking the estrogen receptor in neurons: Implications for estrogen-induced synapse formation. Proc. Natl. Acad. Sci. U. S. A. 98, 7093–7100 (2001).

274. Savolainen-Peltonen, H. et al. Use of postmenopausal hormone therapy and risk of Alzheimer's disease in Finland: Nationwide case-control study. BMJ 364, (2019).

275. Wei, P., Liu, M., Chen, Y. & Chen, D. C. Systematic review of soy isoflavone supplements on osteoporosis in women. Asian Pac. J. Trop. Med. 5, 243–248 (2012).

276. Adlercreutz, H. & Mazur, W. Phyto-oestrogens and Western diseases. Annals of Medicine vol. 29 95–120 (1997).

277. Dominy, S. S. et al. Porphyromonas gingivalis in Alzheimer's disease brains: Evidence for disease causation and treatment with small-molecule inhibitors. Sci. Adv. 5, (2019).

278. Ilievski, V. et al. Chronic oral application of a periodontal pathogen results in brain inflammation, neurodegeneration and amyloid beta production in wild type mice. PLoS One 13, (2018).

279. Rogers, R. L., Meyer, J. S. & Mortel, K. F. After Reaching Retirement Age Physical Activity Sustains Cerebral Perfusion and Cognition. J. Am. Geriatr. Soc. 38, 123–128 (1990).

280. Erickson, K. I., Gildengers, A. G. & Butters, M. A. Physical activity and brain plasticity in late adulthood. Dialogues Clin. Neurosci. 15, 99–108 (2013).

281. Steele, C. J., Bailey, J. A., Zatorre, R. J. & Penhune, V. B. Early musical training and white-matter plasticity in the corpus callosum: Evidence for a sensitive period. J. Neurosci. 33, 1282–1290 (2013).

282. Brain Scientists Identify Links between Arts, Learning | SharpBrains. https://sharpbrains.com/blog/2009/05/24/brain-scientists-identify-links-between-arts-learning/.

283. Jessen, N. A., Munk, A. S. F., Lundgaard, I. & Nedergaard, M. The Glymphatic System: A Beginner's Guide. Neurochem. Res. 40, 2583–2599 (2015).

284. Bredesen, D. E. Reversal of cognitive decline: A novel therapeutic program. Aging vol. 6 707–717 (2014).

285. Nash, D. T. & Slutzky, A. R. Gluten Sensitivity: New Epidemic or New Myth? Baylor Univ. Med. Cent. Proc. 27, 377–378 (2014).

286. Calabrese, C. et al. Effects of a standardized Bacopa monnieri extract on cognitive performance, anxiety, and depression in the elderly: A randomized, double-blind, placebo-controlled trial. J. Altern. Complement. Med. 14, 707–713 (2008).

287. Stough, C. et al. Examining the nootropic effects of a special extract of Bacopa monniera on human cognitive functioning: 90 Day double-blind placebo-controlled randomized trial. Phyther. Res. 22, 1629–1634 (2008).

288. Stough, C. et al. Examining the cognitive effects of a special extract of Bacopa monniera (CDRI08: Keenmnd): a review of ten years of research at Swinburne University. J. Pharm. Pharm. Sci. 16, 254–8 (2013).

289. Stough, C. et al. The chronic effects of an extract of Bacopa monniera (Brahmi) on cognitive function in healthy human subjects. Psychopharmacology (Berl). 156, 481–484 (2001).

290. Kongkeaw, C., Dilokthornsakul, P., Thanarangsarit, P., Limpeanchob, N. & Norman Scholfield, C. Meta-analysis of randomized controlled trials on cognitive effects of Bacopa monnieri extract. J. Ethnopharmacol. 151, 528–535 (2014).

291. Vollala, V. R., Upadhya, S. & Nayak, S. Enhanced dendritic arborization of amygdala neurons during growth spurt periods in rats orally intubated with Bacopa monniera extract. Anat. Sci. Int. 86, 179–188 (2011).

292. Nouchi, R. et al. Brain Training

Game Boosts Executive Functions, Working Memory and Processing Speed in the Young Adults: A Randomized Controlled Trial. PLoS One 8, e55518 (2013).

293. Holdcroft, A. Gender bias in research: How does it affect evidence based medicine? Journal of the Royal Society of Medicine vol. 100 2–3 (2007).

294. Michael F. Holick, M. P. Does Vitamin D Have a Role in Cancer Prevention? (2019).

295. Misra, S. Randomized double blind placebo control studies, the "Gold Standard" in intervention based studies. Indian J. Sex. Transm. Dis. AIDS 33, 131 (2012).

296. Randomized, double-blind, placebo-controlled clinical trial of the efficacy of treatment with zinc or vitamin A in infants and young children with severe acute lower respiratory infection | The American Journal of Clinical Nutrition | Oxford Academic. https://academic.oup.com/ajcn/article/79/3/430/4690137.

297. Vitamins K1 and K2: The Emerging Group of Vitamins Required for Human Health. https://www.ncbi.nlm.nih.gov/pmc/articles/PMC5494092/.

298. Hewlings, S. & Kalman, D. Curcumin: A Review of Its' Effects on Human Health. Foods 6, 92 (2017).

299. Olthof, M. R., van Vliet, T., Boelsma, E. & Verhoef, P. Low Dose Betaine Supplementation Leads to Immediate and Long Term Lowering of Plasma Homocysteine in Healthy Men and Women. J. Nutr. 133, 4135–4138 (2003).

300. Fish: Friend or Foe? | The Nutrition Source | Harvard T.H. Chan School of Public Health. https://www.hsph.harvard.edu/nutritionsource/fish/#1.

301. Knoops, K. T. B. et al. Mediterranean diet, lifestyle factors, and 10-year mortality in elderly European men and women: The HALE project. J. Am. Med. Assoc. 292, 1433–1439 (2004).

302. The truth about fats: the good, the bad, and the in-between - Harvard Health. https://www.health.harvard.edu/staying-healthy/the-truth-about-fats-bad-and-good.

303. Dyall, S. C. Long-chain omega-3 fatty acids and the brain: a review of the independent and shared effects of EPA, DPA and DHA. Front. Aging Neurosci. 7, (2015).

304. Harris, W. S. et al. Omega-6 fatty acids and risk for cardiovascular disease: A science advisory from the American Heart Association subcommittee of the council on nutrition. Circulation 119, 902–907 (2009).

305. Estruch, R. et al. Primary Prevention of Cardiovascular Disease with a Mediterranean Diet. N. Engl. J. Med. 368, 1279–1290 (2013).

306. Olive oil, genes and health - NHS. https://www.nhs.uk/news/genetics-and-stem-cells/olive-oil-genes-and-health/.

307. Beilharz, J. E., Maniam, J. & Morris, M. J. Short-term exposure to a diet high in fat and sugar, or liquid sugar, selectively impairs hippocampal-dependent memory, with differential impacts on inflammation. Behav. Brain Res. 306, 1–7 (2016).

308. Yu, X., Bao, Z., Zou, J. & Dong, J. Coffee consumption and risk of cancers: A meta-analysis of cohort studies. BMC Cancer 11, 96 (2011).

309. Chowdhury, R. et al. Association of dietary, circulating, and supplement fatty acids with coronary risk: A systematic review and meta-analysis. Ann. Intern. Med. 160, 398–406 (2014).

310. Gepner, Y. et al. Effects of initiating moderate alcohol intake on cardiometabolic risk in adults with type 2 diabetes: A 2-year randomized, controlled trial. Ann. Intern. Med. 163, 569–579 (2015).

311. Haseeb, S., Alexander, B. & Baranchuk, A. Wine and Cardiovascular Health. Circulation 136, 1434–1448 (2017).

312. Griswold, M. G. et al. Alcohol use and burden for 195 countries and territories, 1990-2016: A systematic analysis for the Global Burden of Disease Study 2016. Lancet 392, 1015–1035 (2018).

313. Queipo-Ortuño, M. I. et al. Influence of red wine polyphenols and ethanol on the gut microbiota ecology and biochemical biomarkers. Am. J. Clin. Nutr. 95, 1323–1334 (2012).

314. Crowley, J., Ball, L. & Hiddink, G. J. Nutrition in medical education: a systematic review. Lancet Planet. Heal. 3, e379–e389 (2019).

315. Christen, W. G., Gaziano, J. M. & Hennekens, C. H. Design of Physicians' Health Study II—A Randomized Trial of Beta-Carotene, Vitamins E and C, and Multivitamins, in Prevention of Cancer, Cardiovascular Disease, and Eye Disease, and Review of Results of Completed Trials. Ann. Epidemiol. 10, 125–134 (2000).

316. Fortmann, S. P., Burda, B. U., Senger, C. A., Lin, J. S. & Whitlock, E. P. Vitamin and Mineral Supplements in the Primary Prevention of Cardiovascular Disease and Cancer: An Updated Systematic Evidence Review for the U.S. Preventive Services Task Force. Ann. Intern. Med. 159, 824–834 (2013).

317. Chew, E. Y. et al. Ten-year follow-up of age-related macular degeneration in the age-related eye disease study: AREDS report No. 36. JAMA Ophthalmol. 132, 272–277 (2014).

318. Marles, R. J. Mineral nutrient composition of vegetables, fruits and grains: The context of reports of apparent historical declines. Journal of Food Composition and Analysis vol. 56 93–103 (2017).

319. Bordoni, A. et al. Dairy products and inflammation: A review of the clinical evidence. Critical Reviews in Food Science and Nutrition vol. 57 2497–2525 (2017).

320. Chart Shows What the World's Land Is Used For ... and It Explains Exactly Why So Many People Are Going Hungry - One Green Planet.

https://www.onegreenplanet.org/
news/chart-shows-worlds-land-used/.
321. Poore, J. & Nemecek, T. Reducing
food's environmental impacts
through producers and consumers.
http://science.sciencemag.org/.
322. Look inside the home of the future.
https://www.telegraph.co.uk/well-
being/future-health/home-of-the-future/.
323. This High-Tech Toilet Seat Can De-
tect Heart Failure.
https://futurism.com/neoscope/
toilet-seat-heart-failure.
324. Here's how smart toilets of the
future could protect your health.
https://www.nbcnews.com/mach/
science/here-s-how-smart-toilets-
future-could-protect-your-health-
ncna961656.
325. Dias, D. & Cunha, J. P. S. Wearable
health devices—vital sign monitor-
ing, systems and technologies. Sen-
sors (Switzerland) vol. 18 (2018).
326. This new Bluetooth-connected
toothbrush brings a dentist into

your bathroom - The Verge.
https://www.theverge.com/cir-
cuitbreaker/2016/6/9/11877586/
phillips-sonicare-connected-tooth-
brush-dentist-app.
327. The Top 8 Things to Know About
Anti-Aging Research Right Now -
leapsmag.
https://leapsmag.com/the-top-8-
things-to-know-about-anti-aging-
research-right-now/.
328. Biogerontology - Research Founda-
tion.
http://bg-rf.org.uk/.
329. Barbany, G. et al. Cell-free tumour
DNA testing for early detection of
cancer – a potential future tool.
Journal of Internal Medicine vol.
286 118–136 (2019).
330. Moving Towards Individualized
Medicine For All | The Scientist
Magazine.
https://www.the-scientist.com/
editorial/monogrammed-medicine-
66089.